외상 및 외상의 후유증에 대한
마음챙김기반개입

외상 및 외상의 후유증에 대한
마음챙김기반개입

Mindfulness-Based
Interventions for Trauma and Its Consequences

데이비드 커네이 · 트라시 심슨 지음

강동호 · 강수용 · 김경승 · 김성진 · 김준모 · 김태경 · 서춘희 · 이성근 · 정도운 옮김

圖書出版 하나醫學社

Mindfulness-Based Interventions for Trauma and Its Consequences

by David J. Kearney & Tracy L. Simpsons

Contents

역자 서문

트라우마는 외상이다. 배가 난파당하고 있다. 전 세계인 타고 있다. 미국인이 만든 행동지침이 있다. 각자의 가치를 존중하며 접근을 했다. 그런데 여기서 훨씬 더 나아가 무아로서 자애를 추가했다.

승객들은 일단 "여자와 아이 우선"이라는 버큰헤드 드릴(Birkenhead drill)에 따라 노약자들을 구조선으로 보냈다. 2019년에 이 책을 출간한 의사와 심리사는 걸프 전쟁 등에 참여한 군인들의 외상 후 스트레스 장애 치료를 담당했다. 인지행동치료 지침을 설명했다. 이것만으로 해결이 되지 않는 부분이 있어 명상을 첨가했더니 통증과 우울증이 감소하였다고 도표를 보여주었다. 그리고 한국인이 나에게 어째서 효과가 있는지 설명을 해달라고 부탁을 했다.

나는 정신건강의학과 전문의 시험을 볼 때가 생각났다. 환자가 하는 반복적인 말을 왜 끊으며 치료의 맥락을 바꾸었냐는 질문이 있었다. 경청하면서 소통하고 협력하려 노력했었다. 그런데 반복적인 말들로 소통이 방해되고 오히려 증상이 악화될 수 있어 멈추어 바라보며 비울 것을 권유했다고 대답했었다. 번역가 중한 분은 물이 100°C가 되면 끓지만 비움에 대한 증득은 200°C에서 이루어진다며 여기에 이루지 못하면 경지를 전달할 수가 없다고 하였다.

외상은 일상적으로 흔하다. 뇌의 편도체는 자꾸 커지며 공포와 함께 우울, 공격적 반응을 보인다. 이완과 함께 심상훈련을 한다. 한국에도 마음 프로그램 매뉴얼이 있고, 외상 후 스트레스에 대한 명상 책도 번역되어 나와 있다. 뭔가 아쉬웠다. 이때 미국심리학회에서 시리즈로 나온 이 책에서 치료의 경험을 통계적 자료와 함께 담아내고 있었다.

이 책에서 자주 사용하는 용어들로 trauma는 정신적 외상을 뜻하지만, 가독성을 위해 외상으로, mindfulness는 마인드풀니스, 마음챙김 등의 논란이 있지만 널리 사용하고 있는 마음챙김으로 번역을 하였다. 그리고 자주 나오는 용어는 약어로 표현을 했다. posttraumatic stress disorder는 외상 후 스트레스 장애 PTSD, mindfulness-based interventions는 마음챙김기반중재 MBI, mindfulness-based stress reduction은 마음챙김기반 스트레스 감소 MBSR, mindfulness-based cognitive therapy는 마음챙김기반 인지치료 MBCT 등으로 표기했다.

저자와 환자들에게 감사를 드린다. 이 책의 번역에 범죄피해 트라우마 통합지원기관 서울동부스마일센터 김태경 센터장님과 부산스마일센터 정도운 센터장님께서 큰 틀을 잡아주셨다. 그리고 직업환경의학과와 정신건강의학과 의사들이 부분들을 담당하였다. 책의 계약, 편집, 교정 그리고 디자인은 하나의학사에서 맡아주었다. 번역하는데 영성적 기운을 준 가족 특히 승현, 수빈에게 고마움을 전한다. 수고한 여러분 모두에게 감사를 드린다. 만일 번역에 잘못이 있다면 번역대표자인 저에게 책임이 있다. 이 글을 번역하며 image는 이미지, 영상 등으로 번역할 수도 있지만 심상으로 옮겼다. 이것이 번역자가 하는 일 같다. 많은 사람들이 멋지게 생활하길 기원한다.

역자 일동

역자 대표 이성근

약어 풀이

- CAPS: clinician-administered PTSD scale 임상가를 위한 외상 후 스트레스 장애 척도
- CBT: cognitive behavioral therapy 인지행동치료
- CPT: cognitive processing therapy 인지처리치료
- EBT: evidence-based treatment 근거기반치료
- EMDR: eye movement desensitization and reprocessing 안구운동민감소실 및 재처리요법
- FFMQ: five facet mindfulness questionnaire 5요인 마음챙김 척도
- IBS: irritable bowel syndrome 과민성 대장 증후군
- LKM: loving-kindness meditation 자애명상
- mADM: maintenance antidepressant medications 항우울제 유지
- MBCT: mindfulness-based cognitive therapy 마음챙김기반 인지치료
- MBET: mindfulness-based exposure therapy 마음챙김기반 노출치료
- MBI: mindfulness-based interventions 마음챙김기반개입
- MBSR: mindfulness-base stress reduction 마음챙김기반 스트레스 감소
- PCL: PTSD Checklist 외상 후 스트레스 장애 체크리스트
- PCT: present-centered therapy 현재중심치료
- PE: prolonged exposure therapy 지속적 노출치료
- PTSD: posttraumatic stress disorder 외상 후 스트레스 장애
- RCT: random clinical trials 무작위 임상시험
- TAU: treatment as usual 기존 치료

시리즈 서문

외상적 사건에 대한 노출은 매우 흔하게 발생하며, 이것이 주요 정신적 문제들의 위험을 높일 수 있다. 여기에는 외상 후 스트레스 장애(posttraumatic stress disorder, PTSD)와 우울증, 신체적 건강 문제들, 흡연과 과도한 알코올 소비와 같이 건강에 해로운 행동들, 사회적 및 직업적 기능의 손상 그리고 삶의 질의 전반적인 문제들을 포함한다. 다중의 외상을 유발하는 사건들(예: 911테러, 이라크와 아프가니스탄 파병, 허리케인 카트리나 같은 자연재해)이 외상에 대한 대중적 주목을 끎에 따라 정신건강 서비스를 받고자 하는 외상 생존자의 수가 증가하리라 예상된다. 그러나 외상의 결과가 광범위하게 나타나고 노출 비율이 높음에도 불구하고, 미국에서 대학이나 대학원 훈련 프로그램에 정신건강 서비스 제공자를 위한 외상 교육이 포함되어야 된다고 강조하는 경우는 거의 없다. 행동강령이 미국심리학회의 저널인 Psychological Trauma: Theory, Research, Practice, and Policy에 게재된 Christine A. Courtois와 Steven N. Gold(2009)의 논문인 "The Need for Inclusion of Psychological Trauma in the Professional Curriculum: A Call to Action"와 Anne P. Deprince 그리고 Elana Newman(2011)의 논문인 "The Art and Science of Trauma-Focused Training and Education"에 서술되어 있다. 대학과 대학원 수준에서 외상과 관련된 고통과 관련 임상적 쟁점에 대한 평가와 치료 관련 교육을 실시하지 않고 있는 만큼 석사 수준의 전문가뿐 아니라 대학생들을 대상으로 한 효과적인 외상 자원 개발이 시급히 필요하다.

Concise Guides on Trauma Care 시리즈는 이러한 시급성을 해결하기 위해 다양한 환경에서 일하고 있는 정신건강 전문가에게 최상의 외상심리과학을 알리는 진정한 번역서를 제공하고 있다. 이를 위해 본 시리즈는 다양한 집단(광범위하게 정의된 다양성, 발달, 인종, 사회경제적 상태, 성적 지향, 기타 등등의 견지에서)에게 외상심리과학이 어떻게 번역될지를 주의하면서 특정 외상 주제들에 관해 알고 있는 (그리고 모르고 있는) 것에 초점을 맞추었다.

이 시리즈는 외상 훈련 및 교육을 개선하기 위한 미국심리학회 56분과(외상심리학)(https://www.apatraumadivision.org/68/teaching-training.html)가 시작한 많은 노력 중 하나이다. 우리는 David J. Kearney와 Tracy L. Simpson의 외상에 대한 마음챙김기반개입(Mindfullness-Based Interventions, MBI)의 지침서를 56분과와 이 시리즈의 발간을 도운 편집부 자원가들과 함께 출판하게 되어 기쁘다. 임상가, 연구자 그리고 정책 입안자들이 외상 노출의 결과로 인해 고통받고 있는 사람들을 위한 개입의 효과성을 더 잘 이해하기를 원하는 만 큼, 이 소책자는 마음챙김기반개입에 대한 실무적이고 접근 가능한 지침을 제공해준다. 마음챙김 연습에 관한 경험적 문헌과 임상적 고려들에 대한 저자들의 논의는 정신건강 전문가들이 외상 후 스트레스, 우울, 물질 오용, 만성적 통증 그리고 다른 신체적 증상들을 포함한 광범위한 외상-관련 증상들로 고통받고 있는 사람들과 작업할 때 매우 유용할 것이다. 뒤이어 나올 책 시리즈에서는 외상정보치료(Trauma-Informed Care)라는 맥락에서 평가와 치료 및 발달하는 쟁점을 계속해서 다룰 것이다.

Ann T. Chu

Anne P. DePrince

Series Editors

개요

마음챙김 프로그램을 가르치고 연구하고 구조화하는 우리의 여정이 처음부터 외상이나 외상 후 스트레스 장애(posttraumatic stress disorder, PTSD)에 초점을 두고 시작된 것은 아니었다. 약 15년 전 이 여정을 시작하던 나(David Kearney)의 목적은 마음챙김 교육이 만성적인 의학적 문제를 가진 환자의 고통을 완화시킬 수 있다는 희망으로 마음챙김 프로그램을 제공하는 것이었다. 내가 임상 수련을 받았던 재향군인병원 보훈부(Department of Veterans Affairs)의 대단위 학술 부서에서 최첨단 검사와 최신 약물, 수술 및 증상과 질병 치료 절차를 제공하고 있었기는 하지만 사람들 특히 치료가 불가능하거나 회복이 어려운 사람들이 자신을 돌봄에 있어 더욱 능동적인 역할을 할 수 있도록 돕는 더 좋은 방법이 필요했다.

나는 의대생이었던 1980년대에 시대를 앞서 물질남용 장애를 가진 사람들에게 명상을 독려하는 몇몇 치료사들의 권유로 명상수련을 시작했다. 그때 매일 몇 분 동안 하는 명상수련이 하루 동안 중심 감각(a sense of centeredness)을 유지하는 데에 얼마나 도움이 되는지, 그리고 그 수련이 얼마나 건강하고 중요한지를 직감적으로 깨닫고 충격받았던 자신이 기억난다. 그때 이후로 수년 동안 나는 나의 전공인 의학과 소화기학 지식을 심화하는 것만큼이나 나 자신에게 명상을 점진적으로 교육시키려 노력했다.

의사로서 몇 년 동안 수련 받는 과정에서 환자에게 증상과 걱정, 어려움 등에 대해 들으면서 그들에게 마음챙김 교육을 하지 않는 이유가 궁금해지기 시작했다. 비단 개인적 깨달음뿐 아니라 일상생활 스트레스, 증상공포, 증상의 의미에 대한 파국적인 믿음을 포함한 심리학적 요인들이 종종 과민성 대장 증후군

(irritable bowel syndrome, IBS)이나 만성통증과 같은 상태를 악화시킨다는 문헌들을 감안할 때, 의학적 문제들을 가진 이들에게 마음챙김을 가르치는 것은 논리적이고 중요해 보였다. 임상가로서 환자의 충족되지 못한 욕구를 느꼈고, 연구자로서 내가 채우는 것을 도울 수 있는 과학적 문헌의 빈틈에 주목했다. 이런 목표를 마음에 품고 우리 병원에서 통증과 과민성 대장 증후군 같은 질환을 가진 환자들을 위한 최초의 마음챙김 집단을 경험 있는 마음챙김 교사와 함께 진행했다.

내가 예상하지 못했던 것은 마음챙김 연습이 PTSD 증상의 호전에 도움이 되었다고 참가자들이 빈번하게 보고한 것이었다. 많은 PTSD 환자들이 8주간의 마음챙김 과정이 그간 참여했던 개입 중 가장 도움 된 것 중 하나였다고 우리에게 보고했다. 또한 집단과 교사의 지지를 받으면서 마음챙김을 더 배우기 위해 여러 번 이 과정을 이수하는 PTSD 환자들도 드물지 않았다. 우리의 마음챙김 프로그램은 두 개 캠퍼스의 병원으로 확장되어 외상, PTSD, 우울증, 만성통증 및 물질오용 고위험 집단인 십만 명의 참전 군인들에게 제공되었다. PTSD 환자에 대한 효과성이 입증되기 전이었던 이때부터 우리는 마음챙김기반 스트레스 감소(mindfulness-bases stress reduction, MBSR) 훈련을 시작했다. PTSD가 전 생애에 걸쳐 미치는 막대한 영향력을 감안할 때, PTSD에 대한 이러한 예상치 못한 효과를 조사하는 것이 주 초점이었으며, Simpson 박사와의 협업이 PTSD에 대한 마음챙김 효과를 심층적으로 연구하는 계기가 되었다.

PTSD와 같은 심리학적 장애와 PTSD의 흔한 신체적 동반이환 질환의 치료에 대한 마음챙김 연습의 잠재력을 연구하는 나(Tracy Simpson)의 여정은 여러 면에서 Kearney 박사의 것과 흡사하다. 나는 임상심리학 석사 과정 중에 학위취득과 관련된 압박감 그리고 스트레스에 대처하고 고통스러운 사람들을 돕는 초보 치료사가 되었다는 책임감과 부담을 극복하기 위한 노력의 일환으로 개인적으로 명상수련을 시작했다. 내게 의례적인 명상시간은 자신에 대한 기대를 진정시키고 타인을 더 잘 인내할 수 있게 만드는 감정적 성지-일반적으로 삶의 질 구원자-가 되었다. 하지만 여전히 배운 것을 임상현장으로 가져올 방법을 몰랐기에 연구 분야인 중독영역에서 마음챙김 연습을 치료에 적용할 수 있는 방법을 찾기 위해 워싱턴 대학에 있는 Alan Marlatt 박사 연구실의 박사 후 과정을 시작하기로 결정했다. 그곳에서 시애틀 재향군인병원에 파견되었고 PTSD 외래 환자 진료소에서 일하게 되었다. 시애틀 재향군인병원에서 Kearney 박사와 함께 공식적으로 마음챙김명상 연습 과정이 재향군인들이 매일 진료소로 가져오는 PTSD 및 만성 스트레스 관련 신체상태를 포함한 심리학적, 감정적 그리고 사회적 도전들을 다룰 수 있는지 여부를 평가하는 행운을 얻게 되었다.

우리의 학제 간 작업에는 마음챙김기반개입(mindfulness-based interventions, MBI)이 외상 경험자들이 공통으로 직면하는 사정들에 미치는 영향력을 이해하는 것도 포함되었다. 우리는 지난 십수 년에 걸쳐 외상 병력을 가진 사람들에게 마음챙김을 가르치는 수천 번의 임상적 조우를 조성해왔고, 수백 명의 PTSD 환자를 양적 및 질적 연구에 참여시켰다. 이 책의 재료 중 대부분은 이 주제에 대한 연구 문헌들을 광범위하게 정리하여 상식적으로 만들기 위한 노력과 더불어 광범위한 임상경험과 연구경험에 근거를 두고 있다. 임상적 견지에서, 분명한 것은 외상 병력이 있는 많은 사람들이 직면하는 다양한 임상적 도전들을 감안할 때 최적의 치료전략은 PTSD와 우울증을 해결할 뿐 아니라 만성통증같이 함께 발병하는 신체건강 문제에도 유익한 영향력을 행사한다는 것이다(Kearney & Simpson, 2015). 이처럼 비슷한 의학적 상태를 보이는 사람들의 일반적 공통점은 삶의 다양한 곤란을 초래할 수 있는 외상 병력이 있다는 점이다.

대부분의 사람들이 살면서 외상 사건을 경험한다. 많은 사람들이 특별한 치료 없이 외상으로부터 회복되고 치유되지만 일부는 PTSD, 우울증, 만성적인 신체증상 혹은 물질오용을 포함한 장애증상을 영구적으로 혹은 일시적으로 발달시킨다. 외상과 PTSD가 피해 당사자와 사회에 미치는 영향력은 막대하다. 특징적인 임상증상에 의해 야기되는 고통에 더해 PTSD는 대인관계 붕괴, 우울·불안·물질사용장애의 위험성 증가, 고등학교와 대학에서의 학업 실패 가능성 증가, 10대 임신, 업무능력 감소 등을 초래한다(Davidson, 2001; Kessler, Sonnega, Bromet, Hughes, & Nelson, 1995). 더욱이 PTSD는 빈번하게 심각한 삶의 질 감소를 초래하며(Rapaport, Clary, Fayyad, & Endicott, 2005), 자살 증가와 관련되고

(Panagioti, Gooding, & Tarrier, 2012), PTSD를 가진 사람들이 통제집단에 비해 6배나 높은 자살 시도율을 보인다(Kessler, Borges, & Walters, 1999). 또한 연구에 따르면 PTSD를 가진 사람들에게 관상동맥질환, 관절염, 천식 그리고 위장증상들을 포함한 건강 문제가 빈번하다(Boscarino, 1997, 2006). 결국, PTSD를 가진 다수의 사람들은 의료적 문제로 인한 만성통증이나 그 밖의 증상뿐 아니라 그 밖의 정신과적 진단에도 적응해야만 하는 상황에 놓인다. PTSD를 가진 사람에게 동반이환질환은 예외가 아닌 표준이다.

PTSD를 가진 사람을 돕기 위해 지난 30년간 치료 기법들이 성공적으로 개발 및 연구되었으며 점차 정교화 되었다. 그 결과 이제 효과가 입증된 인지처리치료(cognitive processing therapy,CPT), 지속적 노출치료(prolonged exposure therapy, PE), 그리고 안구운동민감소실 및 재처리요법(eye movement desensitization and reprocessing, EMDR)과 같은 기법들이 PTSD 치료에 도움이 되고 있다.

그렇다면, 현장에서 이처럼 유의미한 진전이 이루어지고 있음에도 불구하고 개선된 혹은 추가적인 치료 전략이 왜 필요할까? 그 이유는 근거기반 치료를 받은 이후에도 PTSD 증상이 남거나(Bradley, Greene, Russ, Dutra, & Westen, 2005; Steenkamp, Litz, Hoge, & Marmar, 2015) 그런 치료 기법으로는 충분히 다룰 수 없는 증상들을 가진 다수의 사람들이 존재하기 때문이다. 1장에서 논의된 바와 같이, PTSD의 임상양상은 매우 광범위한 스펙트럼을 가지고 있어서 하나의 기법으로는 모든 증상과 모든 사람의 요구를 충족시키기 어렵다(Cloitre, 2015). 더욱이, 외상을 경험한 사람에 따라 치료에 관여하는 수준이 달라 선호하는 처치에 차이가 있다. 예를 들어 어떤 사람은 외상 초점 치료접근을 선호하는 반면, 다른 사람들은 비-외상 초점 치료접근을 선호할 수 있다. PTSD를 가진 사람들이 지닌 요구의 복잡성과 PTSD 증상의 광범위함이 임상가와 환자 모두로 하여금 새로운 치료접근 개발에 대한 노력을 기울이도록 만들었다. 이 책의 목적은 PTSD를 가진 사람이 직면하게 되는 다양한 도전 중 일부에 도움이 될 가능성이 있는 부가적 치료 기법 중 하나인 마음챙김 교육에 기반한 개입을 설명하는 것에 있다.

MBI의 강조점은 사고, 정서, 신체감각 그리고 연합된 행동들의 관계를 바꾸는 것에 있다. 마음챙김명상은 비판단, 호기심, 개방성, 수용 그리고 친절함의 능력을 증진시킨다(Kabat-Zinn, 2009; Siegel, 2007). MBI는 주의를 기울이는 방법과 장소를 조형하고 생각과 감정 및 감각의 본질을 이해하는 구조를 제공함으로써 스트레스와 고통에 좀 더 적응적으로 반응할 수 있게 해준다(Baer, 2003). MBI에서 집단 지도자나 치료사들은 사고나 신념 및 행동을 바꾸기 위한 기술이나 안내를 제공하기 위해 명시적으로 노력하지 않는다. 대신 회기 중에 호기심과 개방적인 태도로 지금 이 순간의 경험에 비판단적으로 주의를 기울이는 것에 초점을 맞춘다. 대부분의 마음챙김개입에서 이런 능력들을 북돋우기 위한 핵심기법은 호흡명상이나 바디스캔명상 및 걷기명상, 태극권, 요가 같은 마음챙김 운동같이 마음챙김명상 연습이다. MBI에서 명상 연습은 자기돌봄 연습의 구조를 띠며, 참가자들은 과정을 마친 후 정기적으로 그것을 활용하도록 독려 된다.

마음챙김명상 교육에 기반한 MBI의 예로는 특정 상태에 적용되는 여러 명상기반 접근들과 MBSR 및 마음챙김기반 인지치료(mindfulness-based cognitive therapy, MBCT)가 있다(Bowen et al., 2009; Duncan & Bardacke, 2010; Kristeller, Wolever, & Sheets, 2014). 물론 수용전념치료(acceptance and commitment therapy, ACT)와 변증법적 행동치료(dialectical behavioral therapy, DBT) 그리고 명상이 아닌 기법들을 통한 마음챙김과 같이 PTSD보다는 다른 문제에 대한 증거기반을 가진 여러 개입들(Hayes, Strosahl, & Wilson, 1999; Lynch, Champman, Rosenthal, Kuo, & Linehan, 2006)이 활용되고 있음을 알고 있으나, 우리는 명상 연습을 강조하는 MBI에 초점을 두고자 한다. 이 책은 MBSR과 같은 특정 MBI에 초점 맞추고 있지 않다. 그보다 마음챙김명상의 핵심을 공유하는 모든 개입에 적용할 수 있으리라 생각한 일반적인 원리들에 대해 논의하였다. 우리의 목표는 PTSD, 우울증, 만성통증 그리고 물질남용 장애를 포함해 외상 후에 공통적으로 발생하는 문제들에 마음챙김을 어떻게 적용할 수 있는지에 대한 지식을 독자들에게 제공하는 것이다. 우리는 문제 유형별로 MBI의 개념적 구조 일람표와 문헌검토 및 외상을 가진 사람들에게 MBI를 효과적으로 제공하는 임상가를 돕기 위한 실무적 제안들을 제공하고자 하였다.

PTSD를 위한 MBI 문헌들은 여전히 미흡한 수준이며, PTSD를 위한 MBI의 효과성에 대한 견고한 결론을 도출할 정도의 근거기반도 아직 다져지지 못한 상태이다. 그러나 외상 후에 공통적으로 발생하는 PTSD 및 다른 상태들에 효과적이라는 몇몇 증거가 존재하며, 현재 해로움을 시사하는 증거들은 거의 없다. 그렇다면 이 책을 지금 왜 쓰고 있을까? 그 한 가지 이유는 중요한 임상적 실험의 필요성이 여전히 남아 있음에도 불구하고, PTSD를 가진 사람들에게 MBI를 적용하는 사례가 증가하고 있기 때문이다. 예를 들어 현재 재향군인병원에서 PTSD를 위해 진행하는 특별 프로그램의 77%에서 몇몇 형태의 마음챙김 훈련을 제공하고 있다(Libby, Pilver, & Desai, 2012). 또한 임상가들이 PTSD 치료에 MBI를 적용함으로써 최소한 이론적으로는 마음챙김 연습이 만성 PTSD에 깊이 배어든 증상에 품위 있게 대항하도록 돕는 점진적 기술이라는 인식이 생겼다. 예를 들어 마음챙김 연습에서 참가자는 고통스러운 상황을 회피하기보다 호기심과 개방적인 자세로 그런 경험들을 다루라는 권유를 받는다. 참가자는 반추하고 해결되지 않는 문제를 풀어보려 애쓰기보다, 문제라고 지각된 그것을 내려놓고 그것과 "함께 머무는" 방법을 배우라는 권유를 받는다. 참가자는 고통스러운 자극에 반응하기보다, 습관을 인식하고 그것으로부터 자유로워지라는 권유를 받는다. 참가자는 설사 그것이 참기 어렵다고 해도 불쾌한 느낌을 억제하기보다, 느껴지는 것을 느끼라는 권유를 받는다. 참가자는 수치감과 죄책감에 의해 낙담하기보다, 친절함과 비판단적인 태도로 그런 경험들을 깨닫고 허용하라는 권유를 받는다. 다음 장에서 논의한 바와 같이, MBI가 위와 같은 잠재력을 충분히 발휘할 수 있을지 여부는 여전히 확인이 필요한 상태이다.

PTSD와 외상을 위한 MBI의 효과에 대한 우리의 임상적 관심과 경험은 PTSD 환자들이 가난, 고립, 가족 관계의 균열 등과 같은 문제의 정점에서 만성통증, 우울증, 물질남용을 포함한 다양한 도전들 때문에 도움을 필요로 한다는 사실에서 출발했음을 말해두고자 한다. 여러 증거들이 시사하는 바와 같이, 만성통증, 물질오용, 우울증 그리고 PTSD 등 복잡한 어려움들을 극복하기 위한 몇 가지 유익한 방법들과 함께 제공된다면, MBI는 도전적인 환경에서 적응을 위해 투쟁하는 PTSD 환자를 돕는 발판을 마련하는 것에 매우 중요한 역할을 할 수 있을 것이다(Holliday et al., 2014; Kearney & Simpson, 2015). 최근에 MBSR 과정을 마친 PTSD 참가자 중 한 명은 다음과 같이 말했다.

> 이제는 홈통을 반복해서 돌고 있는 것 같은 느낌이 들지 않아요. 점점 나아질 것 같고 앞으로의 삶이 있음을 느낄 수 있어요. 이 모든 것이 〔마음챙김 훈련〕 때문만은 아닌 것 같고, 촉진자였던〔나의 치료사〕와 엄청나게 도움이 되었던 인지행동치료 대처기술훈련, 이 셋 조합 덕분인 것 같아요.

위와 같이, 우리는 다른 PTSD 치료기법들의 보완을 위한 기술로 MBI를 우선적으로 고려한다. 우리의 경험상, 많은 참가자들이 PTSD 치료 중 의미 상실, 단절과 소외감 혹은 지속적인 감정적 무감각과 같은 지속적인 곤란을 다루는 방법으로 MBI를 선택했다. 다른 사람들은 외상-초점 PTSD 치료에 참여할 준비가 되지 않았다고 느꼈거나 외상의 충격에 대한 초기작업을 위해 MBI를 선택했다. 이론상, 참가자들이 치료 중에 PTSD 증상 완화에 초점 맞추고자 하는 경우 개방성과 친절함의 태도로 고통스러운 느낌과 사고를 감내하는 능력을 증가시키는 것이 도움이 될 것이다.

그간의 경험에 따르면, 일부 참가자들은 약물치료를 중단하거나 약의 복용량을 최소화한 상태에서 자포자기식으로 집단에 들어온다. 어떤 사람들은 약의 부작용이나 중독 가능성에 대한 걱정 때문에 약물치료를 대체할 방법을 찾으러 온다. 또 다른 사람들은 스트레스와 통증의 연결성을 이해하기 때문에 마음-몸 접근에 관심을 가지고 온다. 많은 사람들이 명상을 해본 적이 전혀 없어서 도움이 될 가능성이 있는 그 어떤 것에 대해서도 개방적이었던 반면, 일부 사람들은 과거에 통합 의학적 접근으로 도움을 받은 경험을 가지고 있었다. 대부분 사람이 집단에 참여하는 동안에도 약물관리, 심리치료 같은 다른 치료양식을 계속 추구하면서 마음챙김이 그 치료양식을 보완해주기를 원했다. 심지어, 일부 참가자는 사회적 고립에서 벗어나기 위해 집단에 참여했다. 어떤 사람들은 문제를 보다 독립적으로 다루는 방법을 배우기 원했다. 또 다른 사람들은 PTSD와 관련된 고통에 대한 통찰을 추구했다. 한 참가자는 마음챙김 집단을 찾게 된 이유를 다음과 같이 요약했다.

> 나는 PTSD에 따르는 고통에 대한 통찰과 평화를 원했어요. 그게 나의 궁극적인 목표였죠. 명상을 통해 고통 관리에 반쯤 성공한 상태였기 때문에, 더 좋은 고통 관리 도구를 가지게 될 거라는 희망을 가지고 참여했어요. 하지만 내가 거기에 가는 진짜 이유는 PTSD… 우울, 슬픔… *죄책감*과 같은 종류의 자책… 핵심 단어는 *죄책감* 때문이었어요. *죄책감*. 그리고 존재의 무의미성.

이 책을 쓴 우리의 의도는 외상에 대한 임상가들의 조망을 좀 더 풍부하게 하고 집단 지도자로서 외상 피해자들에게 마음챙김을 효과적으로 가르치는데 필요한 자원을 제공하는 것이다. 1부에서는 외상에 대한 조망을 개관하였다. 1부의 각 장은 외상 후에 공통으로 발생하는 임상적 문제를 다루는데 필요한 지식을 제공하기 위해 설계되었다. 1장은 PTSD에 초점을 두었다. PTSD의 임상적 관리에 대해 개관하고 마음챙김이 PTSD의 여러 증상을 어떻게 설명하는지를 논의하였다. PTSD 관련 MBI 연구 결과들을 개관하고 논의하는 과정에서 PTSD를 위한 MBI의 안전성에 대한 광범위한 문헌도 살펴보았다. 2장은 우울증, 만성통증, 물질사용장애 그리고 기능성 신체 증후군과 같은 외상의 다른 후유증들에 대해 개관하였다. MBI 응용을 위한 이론적 기초를 논의하고, 각 상태에 대한 임상적 관리 전략도 개관하였다. 1부의 전반적인 목적은 외상의 임상적 관리를 위해 필요한 지식 제공 및 이런 증상들에 마음챙김을 제공하는 방법에 대한 이해 증진에 있다.

이 책의 2부는 실무적 고려에 초점을 두었다. 3장은 PTSD, 만성통증 그리고 우울증을 가진 사람에게 마음챙김을 가르치는 가장 좋은 방법에 강조점을 두고 집단을 구성하고 관리하는 것과 관련된 정보와 조언을 제공하고 있다. 집단 역동

관리를 위한 제언도 포함하고 있다. 4장에서는 바디스캔 연습, 호흡명상, 요가 그리고 자애명상을 포함한 특정 마음챙김 연습에 대해 논의하였다. 해설의 말투와 내용 및 언어사용을 포함해, PTSD를 가진 사람의 명상 연습 지도 방법에 대한 제언을 제공하고 있다. 만성통증을 가진 사람들을 가르치기 위한 조언과 제언도 제공되었다. 5장은 MBI 교사 및 치료사를 위해 외상 후 결과의 유지와 관련된 핵심 기제와 관련된 이론적 근거를 제공하고 교사의 경험 및 자격을 둘러싼 쟁점들을 논의하였다.

우리는 이 책에 담긴 내용을 통해 마음챙김이 외상 생존자들이 공통으로 경험하는 곤란들의 유지 또는 악화를 완화하는 방법에 대한 이해가 촉진될 수 있기를, 그렇게 광대해진 이해가 더 효과적인 가르침으로 변화되어 환자의 증상 개선이라는 성과로 나타나기를 희망한다.

제 1 부

외상의 풍경

1. 외상 후 스트레스 장애에 대해 왜 마음챙김에 기반한 개입을 하는가?

지속적인 외상을 받은 개인에게 마음챙김을 교육할 때, 강사는 이 분야에 대한 가르침을 잘 이해해야 한다. 그래서 이것이 필요할 때 배우고자 하는 사람들에게 마음챙김을 하는 근거를 제시하고 격려할 수 있을 것이다. 이 장에서는 미국에서 외상 노출과 외상 후 스트레스 장애(posttraumatic stress disorder, PTSD)의 역학, PTSD의 증상을 설명하고, 어떻게 PTSD가 건강의 여러 영역에서 장애를 일으키는지에 대해 개괄한다. 그리고 PTSD와 관련된 임상 양상의 다양성을 기술하며 현재로서 최선의 치료인 인지행동치료(cognitive behavior therapy, CBT)에 대해서도 함께 설명한다. 왜 어떤 환자들은 PTSD 증상을 완화시키기 위해 부가적인 혹은 다른 종류의 개입이 필요한지에 대해 설명하면서, 마음챙김기반개입(mindfulness-based interventions, MBI)을 소개하며, PTSD의 특정한 양상에 대해 마음챙김을 어떻게 적용할 수 있는지에 대해서도 설명한다. PTSD 환자에 대한 MBI의 안전성에 대한 검토와 함께 효과성에 대한 문헌 고찰을 할 것이다. 논의된 많은 교육 요점을 예시한 사례와 함께 마무리한다.

외상과 PTSD의 역학

대부분의 성인들은 생애의 어떤 시점에서 중대한 외상을 경험하지만, 단지 소수에서 외상 후 스트레스 장애가 발병한다. 생애 전반을 통해 외상이 빈번하게 발생한다는 사실이 참가자들에게 19가지 유형의 외상에 대해 질문한 미국의 대표적인 국가 조사에서 밝혀졌다(Goldstein et al., 2016). 응답자의 2/3이상에서 최소한 한 가지의 잠재적인 외상 사건을 경험하였으며, 다수의 외상에 대한 노출도 흔했다. 가장 흔한 외상은 순서대로 말하자면 성폭행, 사망한 사람을 보는 것, 친밀한 파트너의 폭력, 중증 혹은 생명의 위협을 느끼게 하는 상해나 질병으로 나타났다(Breslau et al., 1998; Creamer, Burgess, & McFarlane, 2001; Stein, Walker, Hazen, & Forde, 1997). 모든 연구에 일관되게 나타나는 소견은 여성은 강간과 성희롱을, 남성은 친밀하지 않은 파트너의 폭력과 군사 전투를 경험한 사실이었다.

외상 사건 이후에 나타나는 약간의 고통스러운 증상은 정상적인 반응이라는 점이 강조되어야 한다. 외상에 직면해서 나타나는 고통은 비정상적인 사건에 대한 정상적인 반응으로(Friedman, Resick, & Keane, 2014; Norris, Murphy, Baker, & Perilla, 2003) 증상은 대부분 수개월 내에 사라진다. 그러나 상당수에서 외상에 뒤이어 PTSD가 발병한다. 최근의 역학조사의 자료에 의하면 PTSD의 평생 유병률은 남성의 경우 4.1%, 여성의 경우 8.9%이다. 반면 지난해 유병률은 각각 3.2%와 6.1%로 나타났다(Goldstein et al., 2016).

*정신질환의 진단 및 통계 편람 제5판(DSM-5; American Pshchiatric Association, 2013)*에 나타난 PTSD에 대한 현재의 진단기준은 외상 사건에 대한 노출과 함께 외상 관련 기억의 침입, 외상 관련 신호에 대한 회피, 부정적인 인지, 기분 변화 및 각성과 반응성의 변화를 포함 시키고 있다. *DSM-5에 의하면 외상(trauma)*은 "실제적이거나 위협적인 죽음, 심각한 부상 또는 성폭력"(American Psychiatric Association, 2013, p. 271)이라고 정의된다. 침습 증상군은 5가지의 증상으로 이 가운데 최소한 1가지가 나타나야 하는데, 외상과 관련된 기억, 심상 및 악몽이란 특징이 있으며 기억이나 외상을 상기시키는 것에 대한 강력한 생리적인 반응이 동반되기도 하고 동반되지 않기도 한다. 회피 증상군은 2가지의 증상으로 이 가운데 최소한 1가지가 나타나야 하는데, 외상 관련 생각이나 감정을 회피하는 것과 외상을 상기시키는 외적인 장소, 활동, 상황을 회피하는 것이다. 부정적인 인지 및 감정의 변화군은 7가지의 증상으로 이 가운데 최소한 2가지가 나타나야 하

는데, 이전에 즐기던 활동에 대한 무관심과 흥미의 상실, 사회적인 소원함, 정동의 위축 및 자신과 타인 그리고 세상에 대해 지속적으로 부정적인, 전형적으로는 과장된 신념이 있다. 마지막 증상군인 각성과 반응성의 변화는 6가지의 증상으로 이 가운데 최소한 2가지가 나타나야 하는데 분노와 성급함, 자기 파괴적 혹은 고위험 행동, 수면장애, 집중력의 장애, 과장된 놀람 반응 및 과각성(hyper-vigilance)이 있다. 부가해서 이러한 증상들이 외상 사건 이후 1개월 이상 지속되어야 하고, 약물이나 물질 사용 혹은 다른 질환의 결과가 아니어야 하며, 중대한 그리고/혹은 기능적인 손상이 있어야 한다(American Psychiatric Association, 2013). *DSM-5*에서 PTSD는 불안장애가 아니라 외상 및 스트레스 관련 장애로 분류된다. 즉 이런 전환은 외상 후에 나타나는 임상 양상이 이질적이고 그리고 아마도 매우 복합적이라는 부분에 기초하였다(American Psychiatric Association, 2013; Resick & Miller, 2009). PTSD에 대한 한 연구에 의하면 단지 소수의 환자들만이 불안을 주된 감정으로 경험했으며, 나머지는 슬픔, 혐오 혹은 분노를 주된 감정으로 경험했다(Power & Fyvie, 2013). PTSD의 임상 양상은 다음의 하부유형으로 나눌 수 있다. 불안, 불쾌/무감동, 공격성/물질남용, 죄책감/수치심/기타 및 해리 및 이들 양상들의 조합이 있다(Friedman et al., 2014).

환자들은 이러한 증상들에 부가해서 정신 및 신체 건강의 어려움을 겪는다. PTSD 환자들의 삶의 질을 측정해 보면 종종 그 장애의 정도가 심각하고, 정신건강과 사회적 기능에서 가장 큰 영향을 받는다(Olatunji, Cisler, & Tolin, 2007; Rapaport et al., 2005). 신체적인 건강 문제에도 영향을 받아서 관상동맥질화, 관절염, 천식, 및 위장관 증상을 많이 경험한다(Boscarino, 1997, 2006). 그 모든 영향으로 인해 PTSD 환자들은 실업, 결혼생활의 불안정, 교육적 기회의 박탈, 일상생활의 중대한 장애를 경험하게 된다(Kessler, 2000). PTSD의 진단은 또한 자살시도의 위험성을 증가시킨다(Kessler et al., 1999; Panagioti et al., 2012).

PTSD 환자들은 수년 동안 활동적인 증상을 경험하는 일이 흔하다. 국가질병조사가 시행한 좀 더 오래된 연구에 의하면 PTSD 증상 기간의 중간값은 치료를 받은 경우 3년이고, 치료를 받지 않을 경우 증상이 계속되는 기간의 중간값은 5

년이었다(Kessler et al., 1995). 그러나 외상 사건과 관련된 증상이 수년 동안 계속된다고 하는 이러한 추산은 많은 이들이 일생 동안 다중의 외상을 경험한다고 하는 사실을 고려한다면 이 질병의 심각한 무게를 충분하게 보여주는 것이라고 할 수 없다(Breslau et al., 1998; Karam et al., 2014). 부가되는 외상을 경험하는 것을 통해 또 다른 PTSD의 삽화가 초래되고 각 삽화들은 수년간의 증상을 야기한다. PTSD 환자들의 임상 및 지역사회 집단에 대한 종단적 연구들에 대한 개관에 의하면 전쟁 용사들, 긴급구조 대원, 홀로코스트 생존자 같은 반복적인 외상에 노출된 사람들은 외상 이후 환경에 상당한 변화가 있는 경우(예: 난민 집단은 평화로운 나라에서 새 출발을 할 수 있다)에 비해 만성적인 경과를 취한다는 것이 알려졌다(Steinert, Hofmann, Leichsenring, & Kruse, 2015). 다중의 외상을 경험한 경우, 전형적인 PTSD 환자는 일생 동안 20년 이상 활동성 증상을 겪는 것으로 추정된다(Kessler, 2000).

PTSD에 대한 확립된 심리적 치료

PTSD를 가진 사람들은 다양한 방식으로 도움을 구한다. 국립동반이환조사 반복연구(National Comorbidity Srurvey Replication)는 PTSD 환자의 50%에서 지난 12개월 동안 건강관리 체계를 통해 가장 흔하게는 정신건강 공급자 34%부터, 혹은 일반 의료 공급자 31%부터 어떤 형식이든 치료를 제공받은 것으로 추정했다(Wang et al., 2005). 또한 PTSD를 가진 환자의 거의 1/4에서 생애 어느 시점에선가 물질남용 외에 정신건강 문제를 위해 자조모임에 참여하고 있다(Simpson, Rise, Browne, Lehavot, & Kaysen, 2019). 비교적 낮은 비율의 도움 찾기는 정신질환에 대한 낙인의 두려움, 치료의 비용, 큰 문제가 아니라는 개인적인 신념이나 저절로 좋아질 것이라는 신념과 같은 다양한 요인이 작용하는 것으로 보인다(Kessler, 2000; Wang et al., 2005). 또한 질병 자체가 외상을 상기시키는 것을 회피하고, 다른 사람에 대한 신뢰가 부족하며, 수치심, 죄책감 등을 가지고 있는 특징을 고려한다면 많은 환자들이 치료를 회피하는 것은 놀라운 일이 아니다. 이러한 연장선에서 PTSD는 환자들로 하여금 도움받을 가치가 없다고 생각하거나 혹은 그럴 필요가 없다고 생각하도록 만든다.

다행히도 많은 심리적 치료법들이 증상을 감소시키거나 완화하는 데에 도움이 된다고 알려져 있다. PTSD에 대한 여러 치료 지침이 존재하는데, 몇 가지의 특정한 개입 방법을 추천하고 있다. 지속적 노출치료(prolonged exposure therapy, PE), 인지처리치료(cognitive processing therapy, CPT), 안구운동민감소실 및 재처리요법(eye movement desensitization and reprocessing, EMDR), 스트레스 면역훈련(stress inoculation training, SIT) 및 현재중심치료(present-centered therapy, PCT)가 있다(Bisson, Roberts, Andrew, Cooper, & Lewis, 2013; "VA/DoD Clinical Practice Gridelines" 2017). 수많은 수준 높은 연구에서 PE와 CPT가 장기간의 효과가 있음을 보여주는 근거 위에서 지침서들은 일반적으로 이들 개입 방법들을 PTSD에 대한 일차 치료로 동의하고 있다(Powers, Halpern, Ferenschak, Gilliha, & Foa, 2010; Resick, Williams, Suvak, Monson, & Gradus, 2012; "VA/DoD Clinical Practice Guidelines" 2017). PE는 일종의 인지행동치료로 정신교육, 외상 관련 자극이 유발하는 공포에 대한 상상노출, 실제노출 및 외상 기억의 처리를 포함하고 있다(van Minner, Harned, Zoellner, & Mills, 2012). CPT 역시 인지행동치료인데, 부적응적인 인지와 신념들을 처리하는 기술을 제공한다(Resick et al., 2015; Watts et al., 2013). 양자 모두 효과성이 입증되어 성공적으로 전파하고 있다(Hundt, Harik, Thompson, Barrera, & Miles, 2018).

PTSD에 대한 심리적 치료들은 크게 외상 초점 치료와 비-외상 초점 치료로 나누어진다. PE, CPT, EMDR 같은 외상 초점 치료는 외상 관련 기억, 생각, 감정, 신념을 처리하는 데에 도움을 준다. 반면에 스트레스 면역훈련(Meichenbaum, 2007) 같은 대부분의 비-외상 초점 치료는 직접 다루지 않고 오히려 일상생활의 스트레스 관리와 문제해결 기술을 습득하는 것을 강조한다(Frost, Laska, & Wampold, 2014; Meichenbaum, 2017). PCT는 또 다른 비-외상 초점 치료인데, 환자들로 하여금 그들의 삶의 질과 기능을 방해하는 증상들을 찾아내고, 과거의 성공적인 대처를 강조하면서 문제 해결을 위한 아이디어를 찾도록 도움을 준다(Shea & Schnurr, 2017). 메타분석의 근거들은 PCT를 포함해서 비-외상 초점 치료들이 중간에서 큰 크기로 임상적으로 의미 있는 효과성을 보여주고 있다(Dorrepaal et al., 2014; Frost et al., 2014; Steenkamp et al., 2015). 또한 PTSD에 대한 PCT(Frost et al., 2014; Imel, Laska, Jakupcak, & Simpson, 2013)와 대인관계치료(Markowitz et al., 2015)는 외상 초점 치료보다 치료 중단이 낮을 수도 있다. 부가해서 상당수의 부분적 환자들이 인지행동치료 지향 PTSD 개입이 도움이 되지 않거나 상당한 잔존 증상을 계속 가지게 된다(Bradley et al., 2005; Steenkamp et al., 2015). 이러한 인식을 통해 부가적인 혹은 보완적인 치료 방법에 대한 탐구가 싹트게 되었다.

PTSD를 위한 마음챙김기반개입

이론적으로 만일 환자들이 자신에게 가장 힘든 증상에 맞아떨어지는 치료를 제공받고, 자신이 선호하는 시작 지점에 외상 대 비-외상 초점 치료 기법으로 치료를 시작하는 것 같이 어울리는 방식으로 치료받을 수 있다면 치료 참여와 결과에 좋은 영향을 미칠 수 있을 것이다(Cloitre, 2015). 보완대체 요법(complementary and alternative medicine, CAM)은 현재 보완 및 통합적 건강(complementary and integrative health, CIH)으로 부르는데, PTSD 치료로 선호되면서 환자들의 관심이 날이 갈수록 늘어나고 있다. 감정 및 정신적 문제에 대처하기 위해 CIH를 이용한 경우가 2005년의 자료에 의하면 13%인 반면, 보다 최근의 조사에서는 39%였는데 그중 17.5%가 명상 기법을 사용했다고 보고하고 있다(Kessler et al. 2005; Libby, Pilver, & Desai, 2013). PTSD에 있어서 환자들의 선호가 핵심인데, 많은 환자들이 CIH 접근 방식이 단순히 질병보다 전인적이기 때문에 접근한다고 문헌들은 제시한다(Kroesen, Baldwin, Brooks, & Bell, 2002). 또한 관습적인 치료와 약물 요법에 의존하는데 대한 불만이 환자들이 MBI 방법과 같이 전인적인 그리고 통합적인 방법(Kroesen et al., 2002)을 찾게 하는 요인으로 일컬어진다.

*마음챙김(mindfulness)*은 "내적인 정신 상태, 생각, 감정, 기억 등과 외부 세계에서 영향을 주는 요소들로 이루어지는 즉각적인 경험에 대해 판단하지 않고 수용함으로써 자각과 개방을 유지하는 능력"이다(Briere, 2015, pp. 14-15). MBI는 생각, 감정 및 신체적 감각과 *관계(relationship)*를 변화시키는 것을 강조한다. MBI는 명상 연습을 핵심적 방법으로 가르치고 있는데, 이를 통해 비판단, 인내, 호기심, 신뢰, 무위, 수용 및 놓아버림의 태도로써 경험에 주의를 기울이는 능력을 북돋운다(Kabat-Zinn, 2013). 이러한 태도적인 측면에 부가해서, 주의를 유지하고, 가리키고, 자동적 사고의 순환에서 의도적으로 탈피하는 능력 같이 변경하는 능력을 가르친다. 또한 생각, 감정, 신체적 감각들을 이해하는 체계를 제공하는데 이것들은 수용 및 개방과 함께 고려되어야 할 변화하는 사건으로 본다. 이러한 태도의 변화와 주의를 기울이는 능력을 통해 이론적으로 스트레스와 고통에 대한 긍정적인 생각과 행동의 변화가 일어난다(Baer, 2003). MBI에서 집단의 지도자나 치료사는 생각이나, 신념 혹은 행동의 변화를 일으키려는 수업과 집에서의 마음챙김 연습을 넘어서는 더 이상의 뚜렷한 노력을 하지 않는다.

MBI에서 경험에 의식적인 주의를 기울이는 능력을 증진시키는 주된 방법은 호흡명상이나 보디 스캔, 먹기 명상 혹은 요가, 걷기명상, 기공 등 마음챙김 운동을 통해서 이루어진다. 참가자들에게 마음챙김명상 연습은 자기돌봄을 위한 연습으로 설명하는데, 과정을 마친 후에도 오랫동안 연습을 지속하도록 권장한다. 참가자들은 이 연습을 높은 비율로 선호한다. 참가자의 75%가 추적 조사에서 마음챙김 기술을 매일 6개월에서 48개월까지 사용한다고 보고했다(Baer, 2003; Kabat-Zinn, Lipworth, Burncy, & Sellers, 1986).

MBI는 다양한 문제들에 점차로 더 빈번하게 적용되고 있다. 만성통증(Cherkin et al., 2016; Day, 2017; Goldberg et al., 2018; Reiner, Tibi, & Lipsitz, 2013)과 신체형 장애(Lakhan & Schofield, 2013), 불안(Hofmann, Sawyer, Witt, & Oh, 2010), 중독(Bowen et al., 2014; Brewer et al., 2009; Garland & Howard, 2018) 그리고 우울증(Goldberg et al., 2018; Segal, Williams, & Teasdale, 2013) 등의 문제에 적용된다. MBI 일반에 대한 연구는 점점 더 급속히 증가하고 있으며, 일부의 연구들은

초기 문헌에 흔히 나타났던 방법론적 결함에 대처하는 시도를 하고 있다. 하지만 최근의 고찰들은 MBI 평가의 질을 향상시키기 위해서는 아직도 가야 할 길이 남았음을 시사하고 있다(Goldberg et al., 2017; Goyal et al., 2014). 우리는 여기서 PTSD에 대한 MBI의 현존하는 근거 기반을 보여주는 핵심적인 연구의 강점과 한계에 대해 논의한 후 MBI를 적용하는 근거를 개관하고자 한다.

이 책에서 우리는 명상 연습을 강조하는 MBI에 초점을 맞추고 있다. 수용전념치료(acceptance and commitment therapy, ACT) 그리고 변증법적 행동치료(dialectical behavioral therapy, DBT)와 같이 명상 연습이 아닌 마음챙김 기술을 가르치는 개입 방법들도 PTSD 외의 다양한 문제들에 대해 효과를 보이는 강력한 근거가 있기는 하다(Hayes et al., 1999; Lynch et al., 2006). 마음챙김 명상을 가르치는 MBI 중에서 가장 널리 알려진 2가지는 마음챙김기반 스트레스 감소(mindfulness-based stress reduction, MBSR)와 마음챙김기반 인지치료(mindfulness-based cognitive therapy, MBCT)이다. 부가해서 특정 인구 집단의 욕구에 부합하기 위해 그 밖의 많은 명상 기반 접근들이 개발되었다. 예를 들면 물질사용장애의 재발예방, 출산과 육아, 그리고 섭식장애를 위한 프로그램과 같은 것들이 있다(Bowen et al., 2009; Duncan & Bardacke, 2010; Kristeller et al., 2014).

마음챙김의 이론적 모델과 PTSD의 관계

고통과 정신의학적 어려움에 대한 MBI의 효과성을 설명하는 몇 가지의 개념적인 모델들이 제안되어왔다(Hölzel et al., 2011; Shapiro, Carlson, Astin, & Freedman, 2006; Teasdale & Chaskalson, 2011a, 2011b). 비록 마음챙김에 대한 일반적인 모델들이 PTSD에 대해 특정적으로 평가되지는 않았지만, 이들은 마음챙김이 어떻게 이 문제에 대해 긍정적인 변화로 이끌 수 있는지 이해하는 데에 도움이 되는 것으로 입증되었다. 한 가지 모델은 마음챙김이 *재지각*(*reperceiving;* Shapiro et al., 2006)이라고 개념화되는 관점의 변화를 통해 도움을 준다고 제안한다. 이것은 탈중심화(Fresco et al., 2007; Safran & Segal, 1990), 메타인지적 알아차림(Teasdale et al., 2002), 인지적 탈융합(Hayes et al, 1999) 및 주의조절의 향상 (Hölzel et al., 2011)으로 이론화된 많은 인지의 건강한 변화와 호환이 가능한 개념이다.

Shapiro의 모델에서 마음챙김은 의도, 주의 그리고 태도가 엮어져서 재지각화 즉, 관점의 전환이라고 하는 메타 기전을 이끌어낸다. MBI에서 이 세 가지 측면은 몇 가지 방식으로 전달된다. 종종 참가자들에게 개인적인 동기와 비전에 대해 숙고해 보도록 질문을 던짐으로써 의도를 강조하는데, 이것은 시간의 경과에 따라 변할 수 있음을 인정해 준다. 주의를 기울이는 것은 명상 연습을 통해 배우는데, 순간순간 내적인 혹은 외적인 경험을 관찰하도록 요청한다. 이러한 명상 연습은 또한 주의를 지속하거나 전환하는 능력을 발달시킬 수 있다. 마지막으로 특정한 태도 혹은 주의의 자질을 강조하는데 이것은 판단하지 않고, 친절과 호기심 그리고 열린 마음으로 주의를 기울이도록 하는 것이다. 마음챙김의 이러한 측면들은 "한 걸음 물러서는" 능력을 증진함으로써 환자들은 자기 자신에 대해 그리고 타인과의 관계와 또한 신체, 생각, 감정과의 관계를 재평가할 수 있게 된다. Shapiro 등(2006)의 개념적 모델에서, 재지각화가 (1) 자기 제어, (2) 가치 명료화 (3) 인지, 정서 및 행동 유연성 그리고 (4) 노출과 같은 다른 직접적인 기전들의 중심이 된다.

비록 이 모델이 PTSD에 직접 적용되거나 검증되지는 않았지만, 이 개념적 틀은 회피 뿐 아니라 고착된 외상 후 신념, 반추적인 대처 양식 같은 인지적인 요인이 PTSD 증상을 유지하거나 악화시킨다고 하는 외상 문헌의 근거들과 일치하는 측면을 가지고 있다. 반응이 빠른 고통이나 고질적인 회피 성향, 지속적인 자신에 대한 평가절하, 타인과의 의미 있는 관계를 맺지 못하고, 한때 가치를 두었던 행동 또한 무의미하게 느껴지는 증상으로 오랫동안 고통받아온 환자들은 자신의 상황에 대한 재지각화를 통해 역량 강화와 삶의 질이 긍정적으로 변화하고 잠재적인 증상 감소의 가능성이 있다.

또한 불교적인 관점에서 마음챙김의 이론적인 모델이 기술되었다(Grabovac,

Lau, & Willett, 2011). 불교 심리학적 모델에서 경험은 급속히 발생하고 사라져가는 감각 인상과 일련의 정신적 사건이 계속되는 것이다. 감각 대상에 대한 자각을 통해 즐거움, 불쾌함, 중립의 느낌이 일어나고, 즐거운 경험을 지속하고 싶고(*집착이라고 부름*), 불쾌한 경험을 회피하고 싶어진다(*혐오* 또는 *회피라고 부름*). 유의해야 하는 점은, 불교 모델에서 애착이나 혐오를 일으키는 것은 주의의 대상이 아니라는 것이다. 애착이나 혐오는 경험이 일으키는 느낌에 대한 반응으로 일어난다. 그리고 어떤 경험에 대한 느낌은 과거의 경험을 포함한 많은 요인에 의해 형성된다. 최초의 감각 인상과 관련된 느낌은 부가적인 생각과 느낌 같은 정신적 사건을 일으키고, 이것은 또 다른 느낌을 가져온다. 이 과정을 *정신적 증식*이라고 하며 이것이 고통을 가져온다(Grabovac et al., 2011).

불교적 이론에서 마음챙김은 경험에 내재하는 세 가지 특징을 관찰하는 것과 관련된다. 무상, 고, 무아이다. 그 같은 주의 깊은 관찰은 통찰과 이해뿐 아니라 *평정*을 가져오는데 유쾌하거나 불쾌하거나 중립적인 상태에 대한 동등한 관심을 가지는 균형 잡힌 마음의 상태이다. 통찰과 평정은 애착과 혐오 혹은 경험에 대한 동일화를 감소시키고, 결과적으로 경험에 대해 이야기하는 반추적인 사고 과정을 포함한 정신적 증식을 감소시킨다. 집중, 주의 제어의 증진 그리고 윤리적 행위 또한 정신적 증식을 감소시키는 데 기여한다. 이 모델 또한 PTSD 환자를 대상으로 경험적으로 검증된 바는 없으나, 이러한 관점에서 보면 마음챙김은 불쾌한 느낌에 대한 회피의 감소와 고통과 증상을 악화시키는 반추, 고질적인 외상 후 인지, 도움 되지 않는 이야기 같은 여러 가지 정신적 증식을 감소시킴으로써 PTSD와 관련되는 고통에 대처하는 데에 도움을 줄 수 있다. 결과적으로 증상의 감소만이 아니라 자신이 고착된 개체나 타인이나 세상과 단절된 외로운 개체가 아니라는 확장된 자기 감각을 줄 수 있다.

우리는 이제 MBI가 어떻게 PTSD의 주요한 증상을 감소시키고 흔하면서도 도움 되지 않는 대처방식을 관리할 수 있는지 전반적으로 살펴보도록 한다.

회피

외상 관련된 단서를 회피하는 것은 PTSD의 주요 증상이다(American Psychiatric Association, 2013). Ehlers와 Clark(2000)은 세 가지 종류의 회피 행동을 확인했다. 인지적 회피(외상에 대해 생각하지 않으려고 하는 것, 늘 마음을 채우고 있는 것), 감정적 회피(느낌을 조절하는 것, 감정적 무감각 상태, 긍정적이거나 부정적인 감정을 유발할 수 있는 어떤 것이라도 회피하는 것) 그리고 행동적 회피(약물 복용, 혼잡한 장소를 피하는 것, 다른 사람들을 피하는 것)이다(Ehlers & Clark, 2000). 회피 행동은 대인관계에서도 나타나서 타인에 대한 개방과 신뢰가 결여되고 서로 이해가 안 되고 소통이 되지 않는 열악한 관계로 귀결되기도 한다(Dobie et al., 2004; Gerlock, Grimesey, & Sayre, 2014; Jakupcak et al., 2011). PTSD를 가지고 있는 개인은 또한 불안감을 피하기 위해 외상 경험과 관련된 장소에 가거나 행동하는 것을 제한한다. 이것은 단기적으로는 고통을 예방할 수 있으나 시간이 흐를수록 스트레스 내성이 취약해지고 열악한 생활방식으로 이끌 수 있다(American Psychiatric Association, 2013).

MBI의 핵심적인 초점은 PTSD에 만연되어 있는 힘든 감정 상태를 포함해서 현재 상태에 마음챙김 주의를 기울이는 능력을 배양하는 것이다. 외상 생존자가 자신의 경험에 대해 유쾌하든 불쾌하든 MBI에서 배운 대로 평가하지 않는 주의를 기울이는 능력은 회피와는 정반대의 것이다. 마음챙김 연습이든 혹은 다른 치료든 심리적 고통에 접속해서 직접적으로 관여할 수 있는 능력이 향상되면 고통스러운 자료들이 가공되어서 시간이 흐르면서 임상적인 호전이 일어난다(Briere, 2015). MBI에서 참가자들은 자신의 반응 유형을 보다 잘 자각하고, 이러한 반응에 대해 판단하지 않고 관찰하며, 스트레스나 불안, 분노의 순간을 관리하기 위해 호흡명상 같은 마음챙김 연습을 하도록 배우게 된다. 이론적으로 어려운 상황에서 두려움이나 불안에 대처하기 위해 회피 전략을 사용하는 것이 아니라 앞으로 나아가도록 도움을 줄 수 있다(Lang et al., 2012).

연구 문헌들에 의하면 MBI에 참여한 후 회피 증상, 특히 내적 회피(즉 감정적 무감각)이 감소한다고 하는 근거를 보여주고 있다(King et al., 2013; Stephenson,

Simpson, Martinez, & Kearney, 2016). 한 연구는 마음챙김의 특정 측면의 변화로 5요인 마음챙김 척도(Five Facet Mindfulness Questionnaire, FFMQ)와 MBI 치료 과정에 따르는 PTSD 증상군과의 관련성을 연구함으로써 마음챙김 연습의 어떤 측면이 PTSD의 특정한 증상에 효과성이 있는지를 밝히고자 했다(Stephenson et al., 2016). FFMQ로 측정되는 마음챙김의 다섯 가지 측면이 있다. 자각과 함께 행동하기, 관찰하기, 기술하기, 비반응성 그리고 비판단이 있다. PTSD 증상인 재경험, 회피, 감정적 무감각, 과민반응의 변화와 관련하여 FFMQ 각 측면의 변화를 조사하였다. 그 결과 자각과 함께 반응하기(즉 현재 순간의 경험에 대한 자각)와 비반응성의 두 가지 측면이 PTSD의 임상 증상의 감소와 가장 강력한 관련성을 보여 주었다. 특히 감정적 무감각과 과민반응의 감소가 가장 현저한 관련성이 있었다.

마음챙김은 또한 노출의 한 가지 형태로 기능할 수 있는데 PTSD의 임상적 특징인 두려움과 회피를 감소시킬 수 있다. 이러한 주장의 예비적 근거는 두려움의 소거는 마음챙김 연습과 관련성이 있지만 단순히 이완하라는 지시와는 관련성이 없다고 하는 데에서 찾을 수 있다(Kummer, 2018). 노출 치료의 한 가지 형태로 MBI를 의뢰할 때 MBI는 PE와는 대조적으로 특정적으로 외상 관련 기억이나 내용물을 재활성화 시키는 아무런 시도도 하지 않는다고 하는 사실을 기억하라. 그 대신 MBI에서는 외상 관련 자료들을 표면화 시키려는 특정한 노력 없이 현재 순간에 일어나는 어떠한 생각, 감정 혹은 신체 감각이라도 힘들거나 강렬한 감정이라도 알아차리도록 요청한다. 마음챙김 연습 과정에서 일어나는 힘든 생각이나 감정 그리고 감각들에서 한 걸음 물러나기와 관찰하기 연습을 통해 "이전에는 이들 자극으로 인해 유발된 두려움과 회피 행동의 소거(extinction)"가 점진적으로 일어나는 것으로 이론화 된다(Baer, 2003, p. 129).

과민반응

*과각성(hypervigilance)*은 과민반응(hyperarousal)을 보이는 PTSD 증상 기준의 핵심 측면인데, 환경 중에서 위험과 관련되는 정보에 대한 과도한 지각이라고 정

의한다(Dalgleish, Moradi, Taghavi, Neshat-Doost, & Yule, 2001). PTSD 환자들은 잠재적으로 위협적인 자극에 대해 과잉 자각하고 예민한 성향이 있다. 그것은 위협에 대한 역치가 낮아졌기 때문이며 비위협적인 신호를 위험으로 지각하는 것이다(Dalgleish et al., 2001). 위협 관련 정보들은 보다 쉽게 가공되고, 되먹임 고리를 통해 질병을 지속시키지만 비위협적인 정보는 잘 가공되지 않는다. 역설적으로 위협에 대한 방어와 검열에도 불구하고, 환자들은 쉽게 경악 반응에 빠진다. 게다가 PTSD 환자들은 다른 사람들이나 상황의 어려움에 대해 과민함과 분노로 반응하기 쉽고, 종종 집중과 수면의 어려움을 가지고 있다(Boyd, Lanius, & McKinnon, 2018).

마음챙김 연습을 통해 경험의 고통스러운 측면에 대해 비반응적인 자세를 가지도록 가르치기 때문에 마음챙김은 이러한 문제에 대처할 수 있는 잠재적인 유용성을 가지고 있는 것으로 생각된다(Shapiro, et al., 2006). 개입 연구는 마음챙김 개입이 스트레스에 대한 생리적인 각성과 반응성을 감소시킬 수 있음을 보여 준다(Vujanovi, Niles, Pietrefesa, Schmertz, & Potter, 2013). 재향군인에 대한 MBSR의 전후 연구에서 모든 PTSD 증상 군들이 의미 있는 감소를 보여주는 가운데 특히 과민반응에서 가장 큰 변화를 보여 주었다(Kearney, McDermott, Malte, Martinez, & Simpson, 2013). 관련성 연구 또한 마음챙김과 과민반응의 관계를 보여준다(Chopko & Schwartz, 2013; Wahbeh, Lu, & Oken, 2011). 위에서 설명한 대로 비반응성과 자각과 함께 반응하기가 과민반응과 감정적 무감각의 감소에 관련성이 있었다(Stephenson et al., 2016).

외상 후 인지와 신념

PTSD의 핵심 측면 중의 한 가지는 생각과 기분의 부정적인 변화인데 많은 사람들이 자신, 다른 사람들 그리고 세상에 대해 부정적으로 고정된 믿음으로 사로잡히게 되고 이것이 또한 부가적인 고통을 야기할 수 있다. 표 1.1.은 PTSD 환경에서 사람들이 빠질 수 있는 외상과 관련되는 신념과 태도의 흔한 예를 보여준다.

표 1.1. 외상 사건 후에 일어나는 흔한 신념과 태도들

상황	신념과 태도
외상이 자신에게 일어났다고 하는 사실	"안전한 곳은 없어" "나는 그래도 싸. 난 행복할 자격이 없어" "아무도 믿을 수 없어" "관대해 보이는 사람은 다 이유가 있어"
종종 지속되는 초기 외상 후 스트레스 장애 증상들(예: 과민, 감정적 무감각, 플래시백, 집중의 어려움)	"나는 내적으로는 죽었어" "아무도 나를 이해 못할 거야" "나는 스트레스를 이겨내지 못해"
외상 후 타인의 반응	"그들은 내가 너무 약해 빠져서 못 견딘다고 생각해" "나는 강하게 보일 필요가 있어" "그들은 무슨 일이 생기면 내 잘못이라고 생각해" "그들은 단지 내가 이겨나가기를 원해"
외상의 다른 후유증들(신체적, 사회적)	"내 몸은 망가졌어" "나는 정상적인 생활을 다시 할 수 없을 것 같아" "나는 누구에게도 가까이 갈 수 없어" "나는 다른 사람을 다시는 사랑할 수 없을 것 같아" "나는 귀여운 데가 없어" "나는 망가졌어, 깨졌어"

참조 From "A Cognitive Model of Posttraumatic Stress Disorder" by A. Ehlers and D. M. Clark, 2000, Behaviour Research and Therapy, 38, p.322. Copyright 2000 by Elsevier. Adapted from permission.

마음챙김 연습을 통해 얻을 수 있는 핵심적인 능력은 자신의 생각, 감정 그리고 신체 감각들을 한 걸음 물러서서 지켜볼 수 있고 새로운 관점에서 볼 수 있는 것이다(Shapiro et al., 2006). 마음챙김을 통해 탈중심적 관점을 획득함으로써, 생각이란 자신의 반영이 아니라 마음에서 일시적으로 일어나는 사건으로 보게 된다(Fresco et al, 2007; Safran & Segal, 1990). 생각들을 호기심과 개방적인 마음으로 고려할 수 있게 됨으로써 외상 이후에 일어나는 생각과 신념에 대한 반응성에서 비롯되는 고통을 감소시킬 수 있다.

만연하는 수치심과 죄책감의 감정은 외상 후에 일어나는 부정적인 인지와 신

념의 맥락에서 종종 일어나기 쉬운데, PTSD 환자에서 흔한 증상이며 이 장애의 발달과 유지에 핵심적인 역할을 하는 것으로 이론화되어 있다(D. A. Lee, Scragg, & Turner, 2001). 수치심과 죄책감은 사람을 매우 제한하게 되는데, 사회적인 정체성에 영향을 주고 도움 찾기를 약화시키며 외상 사건에 대한 감정적 처리를 방해하기 때문이다(D. A. Lee et al., 2001). 수치심은 반추의 초점이 될 수 있고(Gilbert & Procter, 2006) 개인적인 온전함에 공격을 하여 현재 위협받는 느낌으로 이어질 수 있다(D. A. Lee et al., 2001). 수치심은 또한 무력감, 열등감, 매력 없음과 지각된 결핍감을 숨기고 싶은 동기를 포함할 수 있다(Gilbert & Procter, 2006). 죄책감은 행동 강령과 갈등이 있다고 믿으며 행동하거나 행동할 수 없을 때 발생할 수 있다(D. A. Lee et al., 2001). 외상 상황에서 드물지 않게 보는 현상이다(Norman et al., 2018).

마음챙김 연습은 안전한 포용 환경을 창조하거나 재창조한다는 가설이 있다(Epstein, 2013). 이 안에서 수치심, 죄책감 같은 어려운 감정적 경험이 수용, 친절 그리고 자애로 관계된다. 이것은 친절과 지지가 부족한 환경에 특히 도움을 줄 수 있다. 마음챙김 연습으로 외상 생존자에서 수치심을 줄인다는 예비적 근거가 있다(Goldsmith et al., 2014). 마음챙김 연습을 통해서, 만연한 수치심, 죄책감 그리고 열등감을 자기조절할 수 있는 능력이 증가하여 외상으로 잃어버린 그리고 어린 시절에 발생한 외상으로 발달하지 않았던 자기 감각에 연결하는 감각을 확립할 수 있다. 자신에 대해 편안함이 증가하여 지역사회와도 연결 또는 재연결을 할 수 있다.

반추는 외상에 대해 흔하게 인지에 대한 기초한 반응으로 있는데 특히 심한 PTSD 증상을 가진 사람들 사이에 있다(Bennett & Wells, 2010; Ehring, Szeimies, & Schaffrick, 2009). 반추는 정신적 내용과 관계하는 특별한 방식으로 여겨질 수 있다(Ramel, Goldin, Carmona, & McQuaid, 2004). 부정적인 생각과 감정에 초점을 두고 수동적인 그리고 반복적인 특징을 지니고 있다. PTSD를 지닌 사람들은 외상 기억, 외상 후 인지, 신념 그리고 감정들이 자주 반복되어 고난 그리고 고통을 주고, 고통스러운 자각을 부가한다. 반추는 우울증의 재발에서 중요한 요소로 2장에서 추가적으로 다룰 것이다. PTSD를 지닌 사람에서 반추가 좀 더 심한 PTSD 증상과 연관 있다는 증거가 있다(Bennett & Wells, 2010; Ehring et al., 2009; Viana et al., 2017). 비록 PTSD를 지닌 집단에서 검증이 되지 않았지만, 일부 실험적 근거(Williams, 2008)와 예비적 임상 소견(Chesin et al., 2016)에서 마음챙김 훈련을 통해 반추가 감소했다. 반추의 의미는 PTSD에서 병적인 공포와 외재화보다 좀 더 정확하게 무쾌감증 그리고 불안한 반추를 특징으로 한다고 이론가들이 강조하였다(Resick & Miller, 2009). 마음챙김 연습을 하면서 고통스러운 과거 기억이 떠오르면 그 경험에 마음챙기며 주의를 기울인다. 그리고 고통스러운 일어났던 현실을 인정하지만 고통을 악화시키는 반복적인 패턴에 빠지지 않는다. 이론적으로 인지적 전환은 고통스러운 과거 경험을 재평가하는 불편을 참아내는 능력을 키우고 이런 경험들, 자신들 그리고 다른 사람들에 대한 관점을 변화시킬 수 있다. Kabat-Zinn(2013)은 반추의 순환에 떨어지도록 학습하는 방법으로 "놓아버림"(p. 40)을 기술했다. 마음챙김 연습자들은 매 순간 경험을 관찰하면서 있는 그대로를 경험하도록 격려받는다. 마음챙김 연습자들은 고심하면서 반추하는 경향을 인식하고, 반복적으로 내려놓거나 분리시킨 다음에 호흡처럼 명상의 대상으로 돌아오도록 배운다. 이런 과정을 통해 연습자들은 반추 사고의 패턴에서 빠져나오도록 가르침을 받는다.

마음챙김기반개입과 PTSD: 근거 고찰

2016년 이후 현재까지 PTSD를 가진 사람들의 MBI 무작위 임상시험(randomized clinical trials, RCT)에 대한 3편의 체계적 문헌 고찰 논문이 발표되었다(Gallegos, Cream, Pigeon, & Heffner, 2017; Hiltonet al., 2016; Niles et al., 2018). 그중에 2편은 메타분석이 포함되었다(Gallegos et al., 2017; Hilton et al., 2016). 3편 모두 초월명상을 포함한 만트라 반복연습, 요가와 MBSR까지 다양한 MBI의 접근을 포함하였다. Hilton 등(Hilton et al., 2016)은 여러 MBI 접근을 재현하는 8편의 연구들의 결과를 조합하여, 전반적인 표준화된 평균차를 발견하였다. 효과 크기가 Cohen's d -0.41(95% CI [-0.18, -0.01])로 MBI가 비교 조건에 비하여 PTSD의 증상에 소폭 혹은 중등도의 영향을 준다는 것을 나타냈다. 저자들은 세 종류의 MBI 즉 만트라 반복, 요가, MBSR은 상대적인 효과에서 서로 유의한 차이가 없었다는 것을 알았다(역자 주: 효과크기(effect size)란 비교하려는 두 집단의 차이를 나타내는 지표이며, Cohen은 효과크기를 임으로 작음(0.2), 중간(0.5), 큼(0.8)으로 구분하여 직관적으로 이해가 쉽도록 소개했다. CI(confidence interval)은 신뢰구간이다).

Gallegos 등(2017)은 MBSR에 기반을 둔 MBI 그리고 만트라를 반복하는 요가, 다른 종류의 명상에 기반을 둔 MBI를 분리하여 메타분석을 했다(Gallegos et al, 2017). PTSD에 대한 9편의 마음챙김 MBI RCT가 포함되어 분석되었는데 마음챙김 MBI에서 효과의 크기가 -0.34($p<0.001$, 95% CI [-0.49, -0.18])로써 중등도의 영향을 나타냈다. Gallegos 등(2017)은 메타분석의 결과를 맥락 지으며 이전의 메타분석(Bisson et al., 2013)에서 PTSD에 대한 외상 중심의 인지행동치료와 비-외상 중심의 인지행동치료 개입에서 효과의 크기가 Cohen's d로 각각 -1.62와 -1.22로 큰 효과를 보였다는 정보를 제공했다. 저자들은 MBI와 관련된 효과의 크기는 PTSD의 2차적 치료로 추천되는 약물치료와 비교할 수 있다고 강조하였다(US Department of veterans Affairs, 2017). 그들은 MBI의 3가지 종류는 유익하고 환자의 선택을 증가시키고 전형적으로 집단에 기반을 두기 때문에 PTSD에서 인지행동치료 개입에 대한 비용 효과적인 보완물이라고 결론을 내렸다.

Niles 등(2018)은 체계적 고찰뿐 아니라 메타분석도 체계적 고찰을 하고 또한 이 모두를 메타분석하였는데 결과가 동일하였다. 그런데 더 나아가 3편의 논문은 결과적인 면에서 MBI 평가하는 연구들 간에 이질성이 심하고, 현존의 RCT의 질이 약점이라고 경고했다. 방법적인 문제로 전반적으로 작은 표본크기, 배정된 대로 분석 모델(intent-to-treat analytic models, 역자 주: 무작위로 배정된 대로 탈락자들도 포함시켜서 하는 분석)을 사용하는 데 실패, 짧은 추적 평가 기간, 활성 비교집단의 부족, 사전 검정력 계산을 명시하지 않음 등이 포함됐다(연구의 질에 대한 자세한 내용은 Hilton 등(2016)의 논문을 보라). Niles 등(2018)은 PTSD를 가진 사람에 대한 현존의 MBI 연구들의 대부분은 작은 표본이고 부정적인 연구들은 출판되지 않아서 "파일 서랍 효과"를 나타낼 수 있다고 경고한다. 세 논문에서 출판되지 않는 논문, 콘퍼런스 발표물, 출판되지 않은 기금 연구물 같은 "회색 문헌"을 포함하지 않는 표준화연구전략을 사용하였다는 사실이 이 개념을 증폭시킨다. 반면에 Gallegos 등은 그 당시에 출판되지 않았으나 이후 출판되었던 연구의 결과를 포함시켰다(L. L. Davis et al., 2018).

PTSD에 대한 마음챙김기반 스트레스 감소의 핵심 연구 고찰

PTSD에 대해 MBSR를 평가한 2편의 RCT가 특별히 주목받을 만하다(L. L. Davis et al., 2018; Polusny et al., 2015). 두 연구 모두 상대적으로 큰 연구이고, MBSR을 이전부터 PTSD를 치료하기 위한 경험적으로 지지받은 대안인 PCT(present-centered therapy, 현재중심치료)와 비교하였다. 두 연구에서 적극적이고 믿을 만한 비교 대상으로써 PCT를 사용한 것은 중요한 디자인적인 장점이다. 왜냐하면 긍정적인 기대, 집단 지도자와의 관계와 그 외 비특이적인 요소에 의한 변화들을 적어도 부분적으로 통제하기 때문이다(Palpacuer et al., 2017; Wampold & Imel, 2015). 결과와 방법상의 장단점을 포함한 두 연구의 핵심이 표 1.2.이다(역자 주: 원문 표1.2.에서 PCT를 patient-centered therapy라고 표기를 했지만 이 표에 사용된 참고문헌들은 PCT를 present-centered therapy(현재중심치료)를 대조군으로 사용했었다. 원문 표를 교정해야 한다).

표 1.2. PTSD에 대한 마음챙김기반 스트레스 감소의 핵심 연구 고찰

연구	참가자	MBSR	PCT	평가	평가항목	안전성
Davis 등 (2018)	214명 PTSD를 가진 재향군인 191명 분석에 포함됨 (최소한 1회기 참석)	1.5시간 매주, 8주 그리고 6시간 수련	1.5시간 매주, 8주 그리고 점심 모임	치료 후 2달	PTSD 증상 심각도, 우울증, 마음챙김, 참가율	MBSR: 5명 관련되지 않은 심각한 부작용 사고 PCT: 2명 관련되지 않은 심각한 사고

결과

PTSD 결과 : 두 집단은 어느 시기에서도 CAPS(일차 결과)에 의한 PTSD 심각도는 차이 없었음. 그러나 MBSR을 시행한 집단에서 치료 직후 PCL에서 유의한 차이. 두 집단 모두 임상적으로 유의한 반응(예: CAP에서 ≥30% 점수차이 감소는 MBSR 45.2%, PCT 37.7%로 유의한 차이 없었음). 그리고 관해율에서도 유의한 반응(예: CAPS에서 ≤45점은 MBSR 30.7%, PCT 27.3%로 유의한 차이 없었음).

우울증 : 두 집단 사이에서 PHQ-9에서 차이가 없었고, 기준선에서 치료 후 또는 2달 후에도 차이가 없었음.

마음챙김: 두 집단 사이에서 FFMQ 점수에서 차이가 없었고, 두 집단 모두 기준선에 비해 2달 후에 조금 증가.

참가율 : 두 집단 사이에서 회기에 참가한 전반적인 숫자는 차이가 없었음. 그러나 7회기 이상을 마친 참가자는 MBSR 31.2%, PCT 58.9%(저자들은 차이를 검증하지 않았음).

장점과 제한점

장점 큰 표본 크기, 조건에 따른 기간/참가율 비교, 치료 충실도 평가, 이차분석으로 제1종 오차 조절, 치료 과제에 평가자가 알 수 없음, 최적 표준 PTSD 평가 사용, 표본 추출에서 무작위, 집단에 대한 기준선 비교, 사전 검정력 분석 제공, 안전성 정보 제공.

제한점 치료 과제에 민감할 수 있는 수정된 배정된 대로 분석, 표준 MBSR 변형, 짧은 추적 기간.

(계속)

표 1.2. PTSD에 대한 마음챙김기반 스트레스 감소의 핵심 연구 고찰

연구	참가자	MBSR	PCT	평가	평가항목	안전성
Polusny 등 (2015)	116명 PTSD를 가진 재향군인	2.5시간 매주, 8주 그리고 6.5시간 수련	1.5시간 매주, 9주	치료 후 2달	PTSD 증상 심각도, 우울증, 삶의 질, 마음챙김, 참가율	1명 PCT 참가자 자살 시도

결과

PTSD 결과 : 두 집단 모두 기준선부터 2달 후 추적 조사에서 PCL(일차 결과)로 측정한 PTSD 심각도가 호전. 시간이 경과하면서 MBSR 집단에서 PCT 집단보다 유의하게 큰 호전. CAPS(이차 결과)에서도 같은 결과. 두 집단은 어떤 시점에서도 진단의 소실에 있어 차이를 보이지 않았음(실험 후 즉각적 조사에서 MBSR 42.3%, PCT 43.9%. 2달 후 추적 조사에서 MBSR 53.3%, PCT 47.3%로 두 군간 유의한 차이 없었음). 2달 후 추적 조사 PCL에서 ≥10점 점수차이 감소는 MBSR 참가자들 48.9%로 PCT 참가자들 28.1%보다 유의하게 줄었음.

우울증 : 두 집단 사이에서 PHQ-9에서 차이가 없었고, 기준선에서 치료 후 또는 2달 후에도 차이가 없었음.

삶의 질: MBSR 참가자가 PCT 참가자보다 2달 후 추적 조사에서 WHO 삶의 질 약식 평가에서 유의하게 크게 호전.

마음챙김: MBSR 참가자가 PCT 참가자보다 2달 후 추적 조사에서 FFMQ 점수에서 유의하게 크게 호전.

참가율 : 7회기 이상을 마친 참가자는 MBSR 집단 77.6%로 PCT 집단 93.1%보다 유의하게 적었음.

장점과 제한점

장점 큰 표본 크기, 두 개입에서 표준화 형식, 치료 충실도 평가, 배정된 대로 분석, 치료 과제에 평가자가 알 수 없음, 표본 추출에서 무작위, 사전 검정력 계산 포함.

제한점 시간과 참석률에 있어 개입이 현저하게 다름, 집단 비교에서 무작위 실패, 짧은 추적 기간, 제1종 오차가 조절되지 않았음.

참조 CAPS = Clinician-Administered PTSD Scale 임상가를 위한 외상 후 스트레스 장애 척도, FFMQ = five facet mindfulness questionnaire 5요인 마음챙김 척도, MBSR = mindfulness-based stress reduction 마음챙김기반 스트레스 감소, PCL = PTSD Checklist 외상 후 스트레스 장애 체크리스트, PCT = patient-centered therapy, PHQ9 = 9-item Patient Health Questionnaire 9항목 환자 건강 설문, PTSD = posttraumatic stress disorder 외상 후 스트레스 장애, WHO = World Health Organization 세계 보건 기구. Data from L. L. Dasvis et al. (2018) and Polusny et al. (2015).

Polusny 등(2015)은 재향군인 116명을 집단기반 표준화 형식 MBSR과 PCT로 무작위 할당하여 연구했다. 첫 MBSR 회기에 PTSD에 관한 보충교육과 치료 근거의 설명을 포함하였고 남은 과정은 바디스캔 명상, 정좌명상 그리고 마인드풀 요가를 표준화된 기간 동안 변형 없이 시행하였다. 경험이 풍부한 MBSR 교사가 집단을 지도했고, 안내 명상의 형태로 매일 숙제를 부과하였다. 경험이 풍부한 집단 지도자가 PCT 집단을 지도했다. 두 집단 모두 충실도는 연구의 끝부분에서 평가하였는데 양호하였다. 활성 비교자로서 PCT를 포함한 연구였지만 회기 동안 MBSR에 2배 이상 시간을 사용하였다. MBSR 집단에서 지도자와의 접촉의 증가가 결과에 영향을 줄 수 있다는 개념이 최근에 나왔다(평론을 쓴 D. J. Lee & Hoge., 2017와 원저자들의 회신인 Erbes, Thuras, Lim, & Polusny, 2017을 보라).

결과 중 실행 후 즉각적인 검사에서 두 집단 간에 유의한 차이는 없었지만, 무작위 MBSR 사람들은 두 번의 자기보고 외상 후 스트레스 장애 체크리스트(PTSD checklist, PCL; Weathers, Litz, Herman, Huska, & Keane, 1993)와 최적 표준인 임상가를 위한 외상후 스트레스 장애 척도(clinician administered PTSD scale, CAPS; Weathers, Keane, & Davidson, 2001)에서 PTSD의 증상이 크게 호전되었다. 부가적으로 2달 후에 증상이 개선된 참가자가 MBSR 49%로 PCT 28%보다 임상적으로 의미 있는 범위에서 유의하게 많았다. 그러나 PTSD 진단의 소실에는 차이가 없었다. 어떤 시점에서 우울증에 대해서도 차이가 없었다. 그러나 MBSR 집단이 PCT 집단보다 2달 후 평가에서 삶의 질과 마음챙김에서 유의하게 강력한 개선을 나타냈다. 두 집단은 낮은 치료 이탈로 잘 수행되어 졌으며, MBSR 참가자 77.6%로 PCT 참가자 93.1%보다 7회기 혹은 그 이상을 완성한 사람이 유의하게 적었다. 그리고 PCT 집단의 한 참가자가 이 연구와는 상관없는 것으로 판명되었지만 자살을 시도했다.

L. L. Davis 등(2018)은 재향군인 214명을 MBSR 집단과 PCT 집단으로 무작위 할당하였다. 그리고 한 번 이상 치료 회기에 참여한 191명을 분석하였다. 수정된 배정된 대로 분석이었다. L. L. Davis 등은 주당 1.5시간씩 8회기와 6시간 주말 수련을 포함하여 MBSR을 변형시켰고, 주당 1.5시간씩 8회기 PCT에 MBSR 수련

시간에 맞추기 위해 점심모임까지 더 하였다. 두 집단은 2달 후에 임상적으로 유의한 개선을 보였다. 예를 들어 CAPS에서 ≥30% 점수차이 감소를 보인 비율은 MBSR 45.2%, PCT 37.7%였다. 뿐만 아니라 중등도의 강력한 관해율도 보였다. 예를 들어 CAPS에서 ≤45점은 MBSR 30.7%, PCT 27.3%를 보였다. 즉시 사후평가나 장기간의 추적조사에서 CAPS로 본 PTSD의 심각도에서 집단 사이에 차이는 없었다. 즉시 사후평가 자가보고 PCL에서 MBSR 집단은 PCT 집단보다 더 많은 개선을 보였다. 우울증이나 마음챙김은 두 집단 사이에 차이가 없었고 대상 내에서의 시간에 따른 변화도 차이가 없었다. 저자들은 두 집단에서 치료회기에 참여한 숫자상에 차이가 없었으나 회기 참여에 대한 섬세한 자료 분석에 의한 계산에서 치료 7회기 이상 치료 완료율이 MBSR 31.2%보다 PCT 58.9%에서 더 높았다(Polusny et al., 2015).

두 연구에서 결과는 표준형이든 단축형이든 MBSR은 PTSD에 대한 경험적인 지지치료인 PCT처럼 PTSD에서 개선효과를 가져온다고 제안한다. 그러나 어떤 연구도 비열등성 가설을 검증을 하지 않아서 이 두 개입 사이에 의미 있는 차이가 있는지 또는 없는지에 대해 아직도 알지를 못한다(역자 주: 비열등성 가설(noniferiority hypothesis)은 실험군이 대조군에 비해 열등하지 않다는 가설로 이것이 만족되면 다음에 우월성 검증으로 효능을 분석한다). 두 연구의 중요한 방법적인 장점을 고려할 때, 연구결과는 MBSR이 PTSD을 위한 유용한 대안이나 보조역할이 될 수 있다고 제안한다. 비록 Polusny 등(2015)의 연구가 사전 검정력 계산에서 과소평가된 기반을 두고 있음에도 불구하고 두 연구들은 다른 출판된 MBSR을 연구한 RCT보다 훨씬 장점이 컸다. 덧붙여 두 연구는 PTSD의 유능한 임상가에 의한 등급평가를 포함하고 있고, 평가자가 연구조건을 알지 못했고, 치료 충실도가 체계적으로 평가되어 좋게 나타났다. 이 두 연구에서 가장 긴 추적평가가 치료 후 두 달에 있었다는 것과 긴 시간을 통하여 치료로 얻은 내구성을 측정할 수 있는 능력의 제한이 중요한 디자인적인 한계였다. 하나 혹은 다른 치료가 유익함 유지에 더 나은 역할을 하고, MBSR 이나 PCT에 더 자주 접할수록 치료가 더욱더 개선될 수 있다는 “눈덩이 효과”와 관련이 있을 수도 있다.

또한, 두 연구는 동등하지 않은 치료 기간에 대한 쟁점을 다루어야 했다. Polusny 등(2015)의 연구는 표준화 형식 총 26시간의 MBSR과 표준화 형식 12시간의 PCT를 실행했다. 각각 실행에서 전형적인 교사와 집단에 참여하는 구성원이 자주 만남으로 인한 MBSR의 장점을 가져오는 능력을 희생하였다. L. L. Davis 등(2018)은 MBSR회기를 1.5시간으로 줄이고 PCT에 비 표준적인 점심 모임을 더하여 시간과 참석을 결정하였다. 그렇지만 방법적인 조절이 논의되었는데, 집단 사이에 차이가 없음은 아마도 표준 MBSR 경과에서 주어지는 회기 내 명상수련 시간을 단축시켰기 때문인지는 알 수가 없기 때문이었다. 두 연구는 배타적으로 재향군인을 모집하였고 현재로서 시민들에서 PTSD를 위한 MBSR 평가를 잘 수행한 RCT는 없었다.

단축형 MBSR에 대한 좀 더 작은 크기의 연구들은 집단 사이의 차이가 미미하였다. Niles 등(2012)은 PTSD를 가진 재향군인에게 단축형 8주 MBI(개인적 2회기와 MBSR에 기반한 원격의료 6회기)와 유사한 기간의 정신교육을 비교하였다. 단축형 MBI에서 정신교육보다 PTSD 증상이 즉각적인 실행 조사에서는 크게 감소하였지만, 추적조사에서는 줄어들었다. PTSD를 가진 재향군인에 대한 또 다른 무작위 연구로 1.5시간씩 4회기를 시행한 MBSR과 기존 치료를 비교하였다. 두 집단 간에 차이는 없었지만, MBSR을 완료한 대상자들은 PSD 심한 정도와 우울증에서 의미있게 크게 감소하였다(Possemato et al., 2016).

PTSD를 위한 다른 마음챙김기반개입의 평가

MBCT(mindfulness-based cognitive therapy)는 우울증 재발의 예방을 위하여 MBSR에서 유래한 8주 MBI이다(Segal et al., 2013). 그리고 PTSD에 적용시키기 위해 준비된 자료로 개정판을 만들려 하고 있다. 만성 PTSD을 가진 재향군인(N=37)에게 MBCT와 비-외상 초점 집단으로 비무작위 연구에서 PTSD 증상 감소를 비교하였을 때, MBCT 참가자들이 PTSD 증상 점수에서 큰 감소를 보였다(King et al., 2013). 증상 중에서 회피/감정적 무감각 증상이 가장 크게 감소되었고 외상 후 인지에서도 감소가 관찰되었다.

이전 연구들은 특별히 외상 관련 노출에 초점을 두지 않고 마음챙김기반개입의 결과를 보고했다. 지속적 노출치료(prolonged exposure therapy, PE)에 대하여 강력한 근거 기반이 주어져 있어서(Jeffrey et al., 2014; Kehle-Forbes, Meis, Spoont, & Polusny, 2016; Tuerk et al., 2011) King 등(2016)은 외상 초점 노출치료의 요소와 마음챙김 연습을 결합한 개입을 발전시켰다. 마음챙김기반 노출치료(mindfulness based exposure therapy, MBET)라고 부르는 결합된 개입에 대한 임상적인 근거는 감정 조절과 스트레스 내성을 개선시키는 방법을 적용한 마음챙김을 환자에게 가르침으로써 결국 외상 중심 노출치료에 참여한 사람을 도울 수 있다는 예상이다(King et al., 2016). MBET는 매일 MBCT에 바탕을 둔 마음챙김 훈련, PE를 통한 실제 노출, PTSD 정신교육 그리고 자비 명상 연습을 포함한 16주간 2시간씩 회기로 구성되어 있다. 재향군인 23명에 대한 예비조사에서 MBET와 PCT 모두 PTSD 증상의 감소를 보였다. 그러나 둘 사이의 유의한 차이는 없었다. 조사자들은 디폴트 모드 네트워크(default mode network)와 현출성 네트워크(salience network)가 휴지기 상태에서 기능적 연결성이 치료 전과 후에 어떻게 변하는지 기능적 MRI(fMRI) 신경 영상 데이터로 보고했다. MBET 치료받은 환자들에서 실행 조절과 관계있는 디폴트 모드 네크워크 휴지기 상태에서의 기능적인 연결성이 증가하였다. 이 변화는 활성 대조군에서는 관찰되지 않았다(King et al., 2016). 기능적인 연결성의 변화는 반추 같은 자기 지시적인 상태로부터 호흡 집중 같은 감각적 경험과 신체 감각으로 주의 집중을 옮겨갈 수 있는 능력의 증가와 일치한다(King et al., 2016). 종합적으로 이 연구는 마음챙김 개입이 감정 조절에 유익한 영향을 주는 가능성 있는 기제를 알려준다.

PTSD에 대한 마음챙김기반개입의 안전성에 대한 평가

임상 연구에서 유용한 근거를 바탕으로 PTSD에 관한 MBI는 안전하고 잘 받아들여진다. PTSD에 관한 몇 개의 MBI의 임상 연구들은 MBI에 연관된 심각한 부작용이 없음을 보고했다(Bremner et al., 2017; Cole et al., 2015; L. L. Davis et al.,

2018; Goldsmith et al., 2014; Kearney, McDermott, Malte, Martinez, & Simpson, 2012, 2013; Kimbrough, Magyari, Langenberg, Chesney, & Berman, 2010; Nile et al., 2012; Polusny et al., 2015; Possemato et al., 2016). PTSD 증상은 특별한 개입이 없을 때 시간이 지나면 변동하므로 임상 연구에서 각각의 환자들은 가끔 증상의 악화를 경험할 것으로 예측될 수도 있다. 예를 들어 Kearney 등(2013)은 RCT(N=47)에서 MBSR 치료와 기존 치료를 비교할 때, 각각 한 환자씩 연구 기간 동안 PTSD 증상의 악화와 관련하여 정신 병동에 입원하였음을 확인하였다. 그리고 보다 큰 RCT(N=116)으로 MBSR과 PCT를 비교한 연구에서 PCT에서 자살 시도의 심각한 부작용이 한 건 발생했다(Polusny et al., 2015). L. L. Davis 등(2018)이 시행한 더 큰 RCT(N=214)로 MBSR과 PCT를 비교한 연구 중에 적어도 한 회기 이상 참여한 환자들 중 무작위 MBSR에서 3명의 참가자가 자살 생각으로 입원하였고 PCT에서 1명이 자살 생각으로 입원하였다. 모든 부작용 발생은 연구 진행과 관계 없는 것으로 생각되었다(L. L. Davis et al., 2018). 현존의 논문에서 마음챙김 회기 과정의 사람에서 PTSD 증상 악화가 일어난 경우를 제시한 경우는 없다. 예를 들어 Polusny 등(2015)과 L. L. Davis 등(2018)의 RCT에서 PTSD 증상을 8주 MBSR 회기 시작 후 3주와 6주에 측정하였는데 치료 경과 동안 평균 PTSD 증상 점수가 증가되지 않았다.

MBI에 참여한 심한 PTSD 증상을 가진 개인들에게도 문제가 되지 않는다는 근거가 있다. MBSR 후 임상적인 효과에 대한 기준선 PTSD 심각도의 영향을 평가한 논문에서 가장 심한 기준선 PTSD를 가진 사람이 덜 심한 PTSD를 가진 사람에서보다 더 큰 PTSD 증상의 개선을 보였다(Felleman, Stewart, Simpson, Heppner, & Kearney, 2016). PTSD를 가진 개인에 대한 MBI의 인지된 안정성과 이점은 재향군인 업무 부서에서 PTSD 치료를 위하여 MBI를 광범위하게 사용하고 있음이 증명해준다. Libby 등(2012)은 PTSD를 위한 특별 프로그램의 77%에서 다양한 형태의 마음챙김 훈련을 발견했다.

질적인 연구는 참가자의 관점에서 안전을 평가하고 강력하게 측정되지 않는 부작용을 알게 되는 부가적인 방법으로써 유용할 수 있다. 높은 외상 유병률을 가진 재향군인 집단의 MBSR 참가자들을 대상으로 장애물과 조력자에 대한 질적 연구에서 PTSD 증상은 마음챙김을 연습하는 데 있어 장애물로 묘사되지 않았다. 몇몇 개인들은 집단에 참가하는 것에 혐오감을 가지고 있었다(Martinez et al., 2015). MBSR에 참가한 PTSD를 가진 재향군인 15명을 질적 분석한 연구에서 참가자들은 마음챙김 훈련에 의한 PTSD의 악화를 묘사하지도 않았고 PSTD 때문에 마음챙김 훈련이 너무 힘들다고도 보고하지 않았다(Schure, Simpson, Martinez, Sayre, & Kearney, 2018). MBSR에 참여한 PTSD를 가진 재향군인에서 확인된 주제들은 과거에 대처, 현존, 역경을 받아들임, 스트레스에서 호흡, 이완, 자기와 타인의 열려 있음 등을 포함했다(Schure et al., 2018). 질적 연구 방법을 도입한 두 연구에서 MBSR에 참여한 PTSD를 가진 9명에서 몇몇 참가자들은 개입을 어려워했으나 개입에 만족을 보고했다(Cole et al., 2015; Müller-Engelmann, Wünsch, Volk, & Steil, 2017).

참가자들이 명상 연습하는 동안에 불안이나 스트레스를 경험하지는 않는다고 결론적으로 말할 수 없다. 문헌에서 외상의 병력과 관계있는 사람에 대하여 명상 연습을 하는 동안에 불안 혹은 스트레스를 종종 보고한다. 그 예로 PTSD에 대한 마음챙김 연습 동안 다른 개입들에서의 탈락들 보다 낮거나 비슷한 25%의 전체적인 탈락률을 보이는데 King 등(2013)은 탈락에 영향을 미치는 불안을 경험한 MBCT 연습자는 20명 중 2명이었다고 보고했다. 명상과 관련된 스트레스, 불안, 임상적인 악화의 다른 일반적인 경우들이 출판되어 왔다(Treleaven 2018; Van Dam et al., 2018). 그러나 일화적인 보고들로 부작용의 빈도에 관한 결론을 도출할 수는 없다. 그것은 임상적인 연구에서 전향적인 모니터링 또는 다른 큰 규모의 모니터링 과정을 통하여 결정되어야만 할 것이다.

치료로써 마음챙김 연습을 수행하는 도중에 고통이나 고통스러운 감정을 경험할 때 그것은 부작용을 대표하는 것이 아니라고 기억하는 것이 중요하다. PTSD 치료에서 외상과 관련된 기억의 활성 혹은 두려움은 유용한 것으로 여겨진다. 왜냐하면 그것은 시간이 지나면서 습관화되고 증상이 감소되기 때문이다(Foa & Kozak, 1986). 외상이 있는 개인들이 스트레스의 기억, 감정, 심상 그리고 생각들을 경험할 때 마음챙김 교실에 참가자들은 이러한 경험들을 통해서 새로운 길을 배우는 가치 있는 기회로써 틀을 잡는다. PTSD가 있는 개인들은 교실 바깥에서도 불쾌한 기억, 생각, 감정을 조절하는 데 있어 괴로움을 경험하는데, 능숙한 마음챙김 교사와 지지 집단의 도움이 있는 교실 속에서 다루어 본 경험이 있어 반응에 대한 새로운 습관을 배우는 기회로 생각한다. 우리는 현명한 노력과 안전성 사이에서 균형을 찾아주는 표현이 포함된 명상 교본을 공급해주길 제안한다. 참가자들은 그들의 내적 지혜를 믿고, 현명하다고 느껴진다면 척추를 세우고 잠시 멈추고, 명상 연습을 하거나 잠시 물러나서 판단 없이 시행한다. 고려할 요소들은 4장에서 자세히 논의할 것이다. 이 장에서 기술한 현존의 임상 문헌과 임상 경험을 바탕에 둔 우리의 전반적인 느낌은 MBI에서 외상과 관련된 괴로운 경험의 정도는 임상적으로 받아들일 만하고 과도한 탈락과 증상 악화나 자살 경향성으로 이끌지는 않는다는 것이다.

10년 이상 PTSD를 가진 재향군인에게 MBSR을 가르치면서 수천 가지의 임상적인 만남에 기반한 우리의 경험에서 마음챙김 연습과 관련된 외상 연상 기억이나 고통을 보고받을 때 절묘한 변형이나 대체 연습을 제안하여 그 사람이 과정을 지속하여 성공적으로 마칠 수 있게 하였다. 우리는 PTSD를 가진 재향군인에서 MBSR 연습하는 동안 플래시백이나 해리의 다른 형태를 보고받은 적은 없었다. 이것은 상기 임상 연구의 안정성에 대한 보고들과 일치한다. 임상 연습을 할 때 프로그램에 참여하는 것이 환자 개개인에게 잠재적 위험인지 또는 잠재적 이익인지를 정규적으로 토론하게 하였다. PTSD의 경우 전향적인 임상 연구에서 MBI에 참여한 결과로써 유해성이 나타나지는 않았다. 메타분석에서 보고된 것은 약간의 이익을 나타냈다. 우리의 전반적인 인상은 연습들이 외상을 가진 개인들에게 일반적으로 잘 받아들여졌고 PTSD를 가진 사람들은 때때로 과정을 어렵게 발견함에도 불구하고 마음챙김명상을 연습하고자 강력한 동기를 가진다는 것이었다.

요약

외상 노출은 일상적이다. 대부분에서는 PTSD로 발전하지는 않지만 상당 부분 PTSD로 발전한다. 그들의 증상은 특히 부가적인 외상 노출 시에는 만성화되기도 한다. PTSD를 치료하는 데 유용한 몇 가지 경험적으로 지지해주는 CBT기반 개입들이 있다. MBI는 안전하고 잘 받아들여지며 외상에 초점을 두지 않은 인지행동적 개입으로써의 현재중심치료만큼 증상 감소의 결과를 나타내므로 이 치료의 대체재 혹은 보완재로 받아들여질 수 있다고 기존의 문헌은 기술한다. 그러나 큰 표본과 더 긴 추적 기간을 가진 그리고 비열등성 연구같이 더 엄격한 연구 디자인이 요구된다. 덧붙여 치료 기간과 집중 쟁점에 대한 사려 깊은 고려와 더욱 다양한 연구 표본의 포함 등이 PTSD의 치료를 위한 MBI의 진실된 기능을 평가하는 데 필요하다.

제2장에서 우리는 우울증, 만성통증 증후군, 약물남용 질환 등의 외상 노출과 관련된 공통적인 후유증의 개관을 살펴보고 임상적인 상황에서 MBI를 적용하기 위한 근거를 토론한다. 각각의 조건에 기초한 현존한 MBI 치료 결과는 또한 문헌들의 장단점의 분석에 따라 요약될 것이다.

2. 선택된 외상 후유증에 대한 마음챙김에 기반한 개입

외상 및 외상 후 스트레스 장애(posttraumatic stress disorder, PTSD)를 가지고 마음챙김 과정에 참여하는 많은 사람들이 다른 정신 건강 및 의료 문제를 포함한 다양한 부가적 과제와 여러 상황들을 처리해야 하는 삶의 스트레스에 시달리고 있다. 일부에서는 섬유근육통 및 과민성 대장 증후군(irritable bowel syndrome, IBS)과 같은 만성통증과 관련된 상태를 다루거나, 우울증 또는 물질남용을 동시에 대처해야 한다. 앞 장에서 PTSD에 대한 개요를 제공하고 마음챙김 연습이 이론적으로 어떻게 PTSD의 주요 증상을 줄일 수 있는 잠재력을 갖는지에 대해 논의하며 PTSD에 대한 MBI의 결과를 연구한 문헌들을 검토했다. 이 장에서는 PTSD와 함께 흔하게 발생하는 정신 및 신체 상태와 관련된 마음챙김기반개입(mindfulness-based interventions, MBI) 문헌에 대한 개요를 제공한다.

이 장에서 환자들은 개별적인 진단들로 깨끗하게 분리되지 않고 있기 때문에 여러 진단들을 포함하고 있다. 외상을 입은 사람들과 함께 작업할 때, 여러 가지 상태들이 동시에 존재하는 것이 일반적이며, 이상적인 개입은 그 상태들에 전반적으로 걸쳐 유익을 줄 것이다. 이어지는 단락들에서 PTSD와 흔하게 동반되는 우울증, 물질남용, 만성통증 및 기타 기능성 신체 증후군에 마음챙김 연습을 적용하기 위한 이론적 틀과 근거를 검토하였다. 우리의 목표는 독자들에게 각각의 상태를 가진 개인들이 마음챙김을 통해 어떻게 유익을 얻는지에 대한 실무지식을 제공하고, 집단 지도자가 이러한 상태들을 가진 사람에게 마음챙김을 더 잘 가르칠 수 있도록 총체적인 목표를 설정하는 것이다. 이 장은 책의 2부 3장 및 4장에 설명된 효과적인 가르침을 위한 실질적인 문제와 제안으로 넘어가기 전에 변화의 원리와 추정되는 기전에 대한 실무지식을 전달하려고 한다.

외상에 따른 동반이환에 대한 개요

연구 문헌들은 PTSD를 가진 사람들이 정신 및 신체 건강 문제 모두에서 어려움을 겪을 가능성이 높으며, 이들 중 상당수는 약물 및 심리치료 같은 전통적 개입이나 보완 및 통합적 건강(complementary and integrative health, CIH), 또는 둘 모두를 추구한다고 결론지었다. 미국에서 18세 이상 36,000명이 넘는 사람들을 대상으로 시행한 대규모 역학 연구에 따르면, PTSD 진단을 받은 환자는 PTSD가 없는 사람들과 비교할 때 정신건강의학적 상태들이 동반될 위험성이 높았다(Goldstein et al., 2016). 구체적으로 비교해보면, PTSD를 가진 사람들은 기분장애를 가질 가능성이 3배, 불안장애는 2.5배, 물질사용장애는 1.5배, 경계성 인격장애의 가능성은 거의 3배 더 높았다. 또한 PTSD를 가진 사람들은 없는 사람들에 비해 사회적 기능이 현저하게 떨어진다고 보고되었다.

이와 유사하게, PTSD를 가진 사람들의 상당수는 만성적인 통증 및 다른 의학적 문제를 겪고 있다. 외상과 신체 증후군(섬유근육통, 만성 광범위 통증, 만성 피로, 악관절 장애, 과민성 대장 증후군)의 연관성에 대해 71편의 연구를 메타분석한 결과에 따르면, PTSD는 이러한 진단들과 강력한 연관성이 있었다(Afari et al., 2014). 만성통증과 PTSD를 포함한 불안장애의 관계에 대한 광범위한 검토(Asmundson & Katz, 2009)에 따르면, PTSD 치료를 원하는 사람들의 30~80%가 만성통증을 보고하는 것으로 확인되었다. 또한 PTSD를 가진 사람들은 PTSD가 없는 사람들보다 만성통증 상태에 있을 가능성이 2.5배 더 높았으며, IBS 같은 위장 질환을 포함한 신체 상태를 가질 가능성은 2배 높은 것으로 추정되었다.

MBI 수업에 참여하는 외상 생존자들이 종종 직면하게 되는 어려움과 관련해서, 우리는 그 방에 있는 개인들이 강하고 탄력적이라는 것을 기억하는 것이 중요하다고 알게 되었다. 예를 들어 우리의 과거 학생들 중 하나는 하반신 마비로 끊임없는 고통을 겪고 있지만 모든 수업에 출석을 했다. 운동 훈련을 하는 동안 앉기 명상을 하며 시간을 보냈다. 신체적 한계에도 불구하고, 수업이 자신에게 대단한 도움이 되었음을 알았고, 수업의 다른 구성원들은 그의 강인함으로 감동과 영감을 받았다. 또 다른 사람은 심각한 신경병증을 앓고 있었는데, 이를 "유리 위를 계속 걷는 느낌"이라고 묘사했었다. 그는 전체 프로그램을 완료하였으며 통증에 대처하는 새로운 방법을 배우는 데 도움을 받았다고 보고하였다. 따라서 우리는 신체적 능력의 수준과 관계없이 마음챙김 프로그램에 참여할 수 있음을 발견하였다. 또한 PTSD 외에도 우울증 및 물질남용의 중요한 증상들이 포함된 매우 무거운 정신건강 부담을 가진 사람들이 성공적으로 MBI에 참여할 수 있음을 확인하였다.

우울증

PTSD 환자는 PTSD가 없는 사람보다 주요우울증의 진단기준을 충족시킬 가능성이 약 60% 더 많기 때문에 우울증 동반 위험이 상당히 높다(Goldstein et al., 2016). 따라서 PTSD를 가진 사람들은 마음챙김 집단에 참여할 때 PTSD에 대한 도움을 구할 뿐만 아니라 우울증에 대한 구제를 찾기도 한다. 주요우울증은 우울 기분 및/또는 흥미나 즐거움의 상실, 체중이나 식욕 문제, 수면 문제, 피로, 무가치감, 정신운동초조 또는 지연, 집중력 감소, 자살 생각 등의 증상을 특징적으로 갖는다(American Psychiatric Association, 2013). 진단에는 이들 중 적어도 5가지 이상의 증상이 2주 이상 지속하여야 하며, 우울 기분 또는 흥미나 즐거움의 상실이 반드시 필요하다. 우울증은 그 자체로도 고통스러울 뿐 아니라 통증, 불안, 물질사용 장애와의 높은 공존 위험, 장애, 기능 저하, 삶의 질 저하와 관련이 있다(Kamenov, Mellor-Marsa, Leal, Ayuso-Mateos, & Cabello, 2014). 따라서 우울증의 부담은 우울 기분을 넘어서 자살 위험성의 증가까지도 영향을 미친다(Chesney, Goodwin, & Fazel, 2014). 주요우울증은 매우 높은 재현율을 보이며 첫 번째 삽화 이후에는 50%, 두 번째 이후는 70%, 세 번째 이후에는 90%에 달한다(U.S Department of Veterans Affairs, 2016). 현재 항우울제의 장기 유지는 재발 예방 치료의 주축을 이룬다(U.S. Department of Veterans Affairs, 2016)(역자 주: 재현율(recurrence rate)은 일정 기간 증상이 거의 없어서 약물치료를 중지한 후 우울 증상이 다시 나타난 것으로 새로운 삽화가 시작되는 비율이다. 재발(relapse)은 약물투여를 중지한 후 증상이 악화된 것으로 보통은 치료 기간이 너무 짧았다는 것을 암시한다). 하지만 많은 사람들은 약물에 대한 불만족을 보고하며 전체적 그리고 통합적 접근법을 포함한 비약물적 치료를 선호한다(Kroesen et al., 2002). 이는 우울증의 치료와 재발 예방을 위한 전략으로 MBI를 사용하는 것에 대한 연구가 이루어지도록 했다.

우울증에 대한 마음챙김과 변화의 경로

여기에서는 마음챙김이 우울증의 임상 과정을 크게 변화시킨다는 것과 관련된 이론 및 임상적인 근거에 대해 검토하였다. 우울증은 일반적인 외상 후유증일 수 있으며, 변화의 기전이 MBI의 다른 적용에 비해 더 완벽하게 이해된다는 점에서 이에 대한 자세한 논의가 이루어졌다. 기본적으로, 기전들은 모두 마음챙김 연습으로 발생하는 생각들의 관계 변화와 관련이 있다고 지적되었다. 우리는 반추에 대한 변화부터 시작해서 각 기전을 자세히 조사했다. 우리의 경험에 의하면 임상적으로 여기에 설명된 기전을 이해하는 것이 주요우울증을 가진 사람들뿐만 아니라 광범위한 증상을 가진 사람들과 함께 작업할 때도 도움이 된다.

반추

반추는 우울증의 과거력이 없는 건강한 사람들에서 우울증이 처음 발병할 때의 핵심 요인이며, 주요우울증의 재발 및 유지에서도 마찬가지로 중요한 역할을 한다(Deyo, Wilson, Ong, & Koopman, 2009; Nolen-Hoeksema, 2000). 또한 이는 불안 증상을 일으키며(Nolen-Hoeksema, 2000) 더욱 심각한 PTSD 증상과 관련이 있다(Bennett & Wells, 2010; Ehring et al., 2009; Viana el al., 2017). 1장에서 간략하게 소개된 것처럼, 반추는 수동적이고 반복적인 방식으로 자신이 정신적 내용(Ramel et al., 2004)에 어떻게 관여하는지에 대해 집착하는 것이다. 여기에는 증상이나 고통의 의미에 대한 생각뿐 아니라 자신의 상황을 어떻게 바꿀 것인지에 대한 생각도 포함된다(Deyo et al., 2009; Nolen-Hoeksema, 2000). 일부 사람들에서 반추는 우울한 기분에 대한 일관된 양식의 반응으로, 우울증에 대한 취약성을 부여하며 가볍고 일시적인 낮은 기분들이 장기간의 심각한 우울증으로 발전되도록 한다. 반추는 우울증이 없는 기간 동안에는 휴면 상태를 유지할 수 있지만 다시 기분이 좋지 않으면 자동적으로 반추적인 마음의 형태가 시작된다. 여러 번 반복된 우울 삽화를 가진 개인에서 반추적인 대처 방식을 재활성화하는 경향이 가장 두드러진다(Segal et al., 2013).

반추는 좋지 않은 기분으로부터 벗어나기 위한 논리적 접근으로 보일 수 있으며, 반추를 지속하려는 동기는 불행을 종식시키는 것과 관련된 중요한 개인적 목표를 수행하기 위해서 강력할 수 있다. 불행하게도, 반추는 보통 개선하려고 하는 그 기분을 영속시키는 역효과를 초래한다. 우울한 기분을 반추할수록 기분이 더 나빠지는 경우가 종종 일어나며, 이는 더욱 우울한 생각 방식과 부가적인 기분 저하를 발생시킨다(Nolen-Hoeksema, 1991; Segal et al., 2013). 이런 방식으로 반추는 기분 저하의 악순환을 부채질한다.

마음챙김명상을 연습할 때, 과거나 미래에 대한 생각에서 고의적으로 이탈하고 현재에서 발생하는 내부 또는 외부의 경험을 인식하되 판단은 놓아줘야 한다. 예를 들어 호흡명상의 경우 과거나 미래에 대한 생각으로 인해 마음이 방황할 때, 이를 알아차리고 그 생각을 놓아주면서 호흡의 느낌에 주의를 기울이게 한다. 이렇게 주의를 풀고 다시 몸이나 호흡에 주의를 돌리는 알아차림의 과정을 통해서, 생각의 반추적 고리를 풀어내는 기술을 배울 수 있다. 실험적 연구들에 따르면, 마음챙김 연습이 반추의 감소와 관련이 있다고 확인되었다(Deyo et al., 2009; Jain et al., 2007; Kingston, Dooley, Bates, Lawlor, & Malone, 2007; van der Velden et al., 2015).

마음챙김 개입은 반추로 대표되는 "마음의 행위양식(doing mode)"을 인식하고 이로부터 분리하며, 대신에 "마음의 존재양식(being mode)"으로 들어가는 능력을 가르치는 것을 통해 반추에 대한 해독제를 제공할 수 있다(Kabat-Zinn, 2013; Segal et al., 2013). 마음의 행위양식은 문제해결, 비교, 계획, 목표 달성을 특징으로 한다. 이러한 목표에는 매일 해야 할 일의 목록 같은 외부 목표 또는 우울한 기분을 없애고 더 행복해지는 것 같은 내부 목표가 포함될 수 있다. 행위양식은 종종 과거나 미래에 대한 생각뿐만 아니라 현재 자신의 상황을 이상적인 표준과 비교하여 둘 사이의 격차를 좁히기 위한 계획과 함께한다.

마음의 행위양식에 빠져 있을 때, 이것이 도움이 될지 안 될지는 상황에 따라 다르다. 예를 들어 식료품을 사거나, 여행을 계획하거나, 개인 금융을 위한 전략을 결정하는 경우, 행위양식은 외부 세계를 포함한 이러한 상황들을 탐색하기 위해 적절하게 수행되어야 한다. 그러나 외로움, 불만족, 절망감과 같은 내부 상태에 마음의 행위양식이 적용될 경우, 이러한 감정을 바꾸기 위해 쉽게 인식할 수 있는 단계가 거의 없으며, 애석하게도 행위양식은 이 작업에 어울리지 않는다. 정확히 말하자면, 목표가 감정 상태에 기여할 수 있는 특정 상황을 바꾸는 것이라면 마음의 행위양식에 있는 것은 불합리하지 않다. 예를 들어 누군가가 만성적으로 외로움을 느끼는 경우, 다른 사람들과의 의미 있는 관계를 늘리기 위한 일련의 목표를 세우는 것이 합리적일 수 있다. 그러나 행동 변화가 없으면서 막연히 다른 사람들과의 친밀감과 연결을 원한다면 이는 효과적이지 않을 것이다. 이러한 방식으로 변화와 성장을 포함한 개인적 목표를 지원하기 위해 행위양식을 능숙하게 적용할 수 있다.

마음의 존재양식은 단순하게 현재에 존재하고 현재 여기에 있다는 것에 열려 있는 것이 특징이다(Kabat-Zinn, 2013). 존재양식에서는 생각이 마음속에서 지나가는 사건으로 간주되며 반드시 사실이거나 행동을 요구하지 않는다(Segal et al., 2013). 이는 또한 친근감, 호기심, 개방성, 수용 및 사랑으로 여겨지는 감정과 신체 감각에도 적용된다(Kabat-Zinn, 2013; Segal et al., 2013; D. J. Siegel, 2007). 이러한 관점에서 사람의 삶은 전적으로 현재의 순간에 살고 있으며, 과거의 기억이나 미래의 계획에 초점을 맞추기보다 현재의 존재양식에 더욱 몰두함으로써 종종 더 큰 즐거움과 성취감을 느낀다고 볼 수 있다. 이것은 과거를 되돌아보거나 미래에 대한 계획을 세우지 말라는 것이 아니다. 이것들은 자연스럽고 종종 매우 유용한 능력이다. 하지만 이러한 습관을 알아차리고 자동성을 감소시키는 것은 특히 우울증 환자에게 도움이 된다. MBI에서 가르치는 것에 따르면, 존재 양식으로의 전환은 경험에 대한 느낌이나 감지된 의미와 같은 함축적 의미를 육성하고 이러한 경험들을 처리하여 고통과 덜 연관되는 새로운 패턴으로 통합함으로써 고통을 줄이도록 이론화되어있다(Teasdale & Chaskalson, 2011b).

과잉일반화된 자서전적 기억

우울증에 대한 또 다른 취약성 요인은 외상이 발생했을 때 흔히 발생하는 *과잉일반화된 자서전적 기억(overgeneralized autobiographical memory)*으로 불리는 현상이다. 이는 사람들이 즉각적인 반응을 보일 수 있는 특별한 기억(예: *안전한*, *행복한*, *슬픈*, *즐기다*)을 물었을 때 명백하며, "나는 지난주에 마음챙김에 대한 책을 즐겼어"가 아니라 일반적인 표현으로 "나는 독서를 즐겼어"라고 말한다. 외상의 병력이 있는 사람들은 외상 사건을 포함하여 스트레스 상황의 기억을 둔화시키기 위한 회피의 형태로 이 전략을 사용하는 경향이 있다(Williams & Barnhofer, 2015). 또한 과잉일반화된 자서전적 기억은 자신을 반추하게 되는 자기지시적 단서에 의해 포획되기 쉽거나 어떤 이유로든 실행 기능이 감소된 경우에 더 잘 일어난다. 과잉일반화는 현재의 우울 삽화를 유지하는 데 중요한 역할을 하며 부정적인 삶의 사건에 직면했을 때 미래의 우울 삽화에 대한 취약성을 부여한다(Williams & Barnhofer, 2015). 마음챙김 훈련이 과잉일반화된 기억을 감소시킨다는 몇몇 근거가 있는데(Williams & Barnhofer, 2015), 아마도 호기심과 비판단적 관찰 태도에 의해 사건이 발생하는 순간의 구체적인 세부사항을 더 잘 인식하게 함으로써 현존하는 능력이 길러졌기 때문일 것이다.

불일치 관찰

우울 증상은 원하는 것과 존재하는 것 사이의 불리한 비교 때문에 촉진될 수 있다. 이러한 비교는 불일치 관찰이라는 용어로 설명될 수 있으며, 현재 존재하는 것을 지속해서 관찰하고 원하는 이상적인 표준과 비교하는 것을 의미한다(Segal et al., 2013). 불일치 관찰은 반추하는 습관을 불러일으킬 수 있으며(Segal et al., 2013), 문제해결을 통해 불일치를 없애도록 끊임없이 시도하게 할 수 있다(Sipe & Eisendrath, 2012). 이는 가능할 경우에는 명확한 조치 단계로 도움이 될 수 있지만, 내부 경험의 본질 같은 변화가 어려운 상황에서는 문제가 될 수 있다. 이러한 상황에서 문제해결에 초점을 두는 것은 고통을 증가시키고 우울증을 지속시킨다(Sipe & Eisendrath, 2012). 왜냐하면 노력을 통해 어떤 유익이 발생한다고 해도 기간이 짧으며, 종종 비효과적이기 때문이다. 마음챙김 연습은 비교하는 습관을 알아차리게 한다. 이는 마음이 비교를 생성하는 것을 명확히 알고, 호기심을 가지고 그 과정을 바라보게 하는 것이다. 때때로 이런 습관이 나타날 때, "안녕 나의 오랜 친구, 비교하는 마음아"라고 하거나 단순하게 "비교하는 마음이네"라고 언급하면서 부드럽게 주목하는 방식이 도움을 줄 수 있다. 판단과 비교에 대한 습관을 인식하고 이로부터 분리하는 법을 배우면서, 현재 이 순간의 생각과 감정에 대해 알아볼 수 있다. 판단의 설정에서 발생하는 생각과 느낌에 대해 호기심과 개방성을 가지게 되면, 비교나 판단 경향의 기저를 이루는 것이 무엇인지에 대한 이해가 바뀔 수 있다.

고정 또는 융합된 사고와 반응

우울증은 정확하지 않거나 도움 되지 않을 수 있다는 것을 인지하지 못한 고정되거나 융합된 다양한 사고방식(예: 이분법적 판단, 과장 또는 축소, 과잉개인화, 임의적 추론, 선택적 추상화; Clark & Beck, 1990)과 관련을 가지는 것으로 오래전부터 알려져 왔다. 그러한 고정된 신념이 부정적으로 편향된 경우(예: "그들이 나를 미워해서 면접에 대한 전화를 받지 못했어. 나는 패배자야"), 습관적 사고방식이 될 수 있으며 나쁜 기분과 행동적 도피를 유발할 수 있다. 스트레스나 신체적 또는 감정적 괴로움에 대한 고정된 반응(예: "이건 불공평해. 나는 한번 도 쉬지 못했어." "허리가 아픈 것이 멈추지 않으면 나는 괜찮아질 방법이 없어")도 마찬가지이다. 마음챙김 연습은 반드시 진실이어야 하는 자아의 반영이 아니라 마음속의 일시적인 사건으로서 자신의 생각을 관찰하는 것을 포함한 탈중심화 능력을 길러서 이러한 생각들을 다루도록 한다(Fresco et al., 2007; Safran & Segal, 1990). 이는 이 책의 1장에서 소개되었던 Shapiro의 개념과도 일부 공통된다.

탈중심화는 주로 생각에 대한 것을 의미하지만, 마음챙김 연습에서 탈중심화된 관점은 생각에 국한되지 않고 감정, 신체 감각, 그리고 기억, 충동, 소리, 시각과 같은 다른 측면의 경험도 포함된다. 마음챙김 연습을 하는 동안 이러한 경험들의 각 측면은 그 경험을 바꾸려는 시도 없이 개방성과 호기심의 태도를 가지고 주목해야 할 일시적인 사건으로 간주된다. 이러한 방식으로 마음챙김 연습은 몸과 마음 모두의 경험이 포함되게 된다. 탈중심화라는 용어는 일종의 거리 두기나 무심함으로 해석될 수 있지만, 마음챙김 연습에서는 어려운 경험일지라도 친절하고 개방적이며 수용하는 태도로 볼 수 있다.

탈중심화의 대체 라벨로 도움 될 수 있는 것은 *탈융합*으로, 자신의 정체성이 더 이상 생각이나 느낌과 융합되지 않는다는 신호이다. 예를 들어 마음챙김은 "나는 상처받은 사람이야"라는 생각에서 물러서서 그것이 사실이라고 믿기보다 지금 당장은 상처받았다고 생각하지만 그것이 내가 정말로 상처받은 것을 의미하지는 않다며 연민을 가지고 알아차릴 수 있게 해준다. 따라서 비록 어려울지라도 상냥함, 친절함, 호기심의 태도로 자신이 느끼는 것을 격려 받게 된다. 이러한 능력이 강화됨에 따라 어려운 생각, 감정, 충동을 다룰 수 있는 능력이 향상될 수 있다.

*메타인지적 알아차림(metacognitive awareness)*은 탈중심화 개념과 밀접한 관련이 있는 또 다른 용어이다. 이는 광범위한 알아차림 속에서 우울한 생각을 인식할 수 있는 능력을 말한다. 예를 들어 자신의 경험이 이러한 고통스러운 생각과 감정에 의해 정의되거나 한정되지 않음을 알아차리는 것이다. 마음챙김을 통해서 배운 관점의 전환, 또는 사고 과정으로부터 떨어져서 물러서는 것을 통해 사람들은 우울한 사고방식이 그들 자신의 것이 아니라 우울증의 특성임을 알아차릴 수 있다. 또한 "이러한 생각과 감정은 내가 아니다"는 것을 알아차리는 능

력도 배울 수 있다(Allen, Bromley, Kuyken, & Sonnenberg, 2009). 임상에서 우울 증상을 다룰 때, 마음챙김 교육자는 참가자들에게 자신의 증상을 "나는 우울해" 또는 "나의 우울 증상"처럼 부르지 말고, "슬픈 생각이 여기에 있네" 또는 "안녕, 나의 오랜 친구 우울증"이라고 단순하게 주목하도록 재구성시킬 수 있다.

탈중심화 외에도 자기연민의 발달은 탈중심적이거나 메타인지적 관점으로의 전환을 촉진하는 중요한 역할을 하는 것으로 보인다. 마음챙김기반 인지치료(mindfulness-based cognitive therapy, MBCT)와 항우울제 유지를 비교한 연구에서, 자기연민이 발달된 사람들은 우울한 사고방식과 우울증 증상 사이의 관계를 분리할 수 있었다(Kuyken et al., 2010). 다시 말해서 역기능적 사고방식이 반드시 감소되지 않더라도, MBCT를 통해 자기연민이 발달된 사람들은 흔히 우울한 사고방식과 관련된 것으로 간주되는 신념, 가정, 규칙 같은 인지 반응성(cognitive reactivity)과 우울 증상 사이의 관계에 변화가 있었다. MBCT 중 자기연민 및 우울 증상의 변화에 대한 15개월 추적관찰의 결과가 그림 2.1.에 나와 있다. 그림에서 인지 반응성은 x축에 표시되었다. 이는 8주 MBCT 과정 후에 측정되었으며 슬픈 기분 전후에 역기능적 태도의 변화로 정의된다. 자기연민척도(Self-Compassion Scale, SCS)가 MBCT 과정을 통한 자기연민의 변화를 보기 위해 사용되었으며, y축에는 15개월 추적관찰에서의 우울 증상이 표시되었다. 이 그림은 *만약* MBCT 과정을 통해 자기연민이 증가한 사람의 경우에는 슬픈 기분에 의해 높은 인지 반응성 같은 우울한 사고방식이 유발되더라도 15개월에서의 우울 증상 증가와 관련이 없음을 보여준다. 이러한 결과는 마음챙김 개입에 참여한 뒤에 부정적인 사고 패턴이 지속되거나 다시 나타나더라도, 우울증상과 관련하여 중요한 것은 부정적 사고 패턴에 대한 자기연민의 유무 같은 우리의 반응이라는 것을 보여준다.

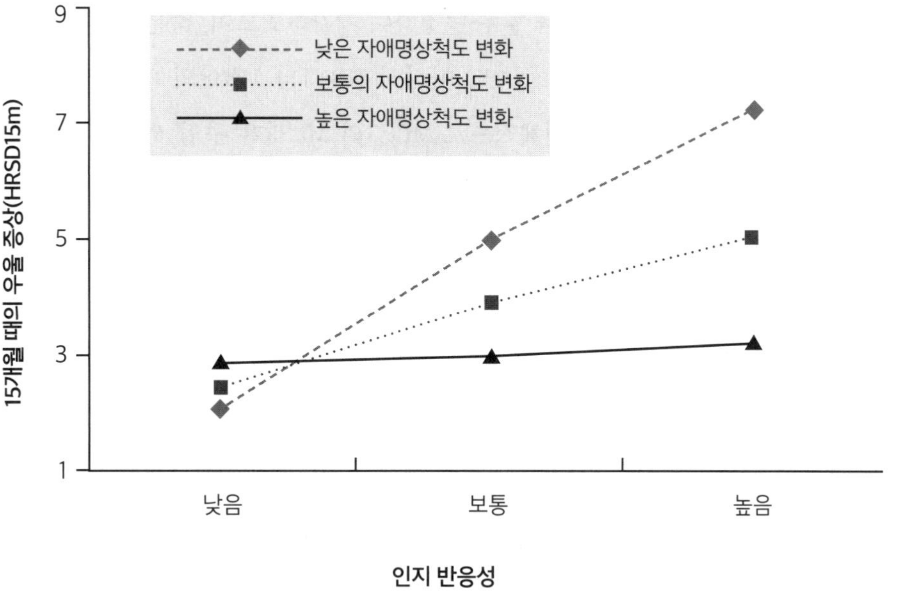

그림 2.1 치료 과정 동안 자기연민 변화에 따른 15개월 때의 인지 반응성과 우울 증상 사이의 상관관계

From "How Does Mindfulness-Based Cognitive Therapy Work?" by W.Kuyken, E. Watkins, E. Holden, K. White, R. S. Taylor, S. Byford, A. Evans, S. Radford, J. D. Teasdale, and T. Dalgleish, 2010, Behaviour Research and Therapy, 48, p.1111. Copyright 2010 by Elsevier. Adapted with permission.

마음챙김과 우울증: 근거

현재 우울 증상이 있는 사람뿐 아니라 지금은 우울하지 않지만, 주요우울증의 과거력을 가지며 재발 가능성이 매우 높은 사람에게서 MBI의 효과를 평가한 훌륭한 연구가 있다. 여기에는 거의 50편의 무작위 임상 연구가 포함되었다(Goldberg et al., 2018). 하지만, 비록 외상 후에 우울증이 흔하게 발생한다고 하더라도, 외상에 대해 초점을 맞추어 수행된 MBI의 결과에 대한 문헌은 거의 찾아볼 수 없었다(1장에서 언급한 Polusny et al. [2015] 및 L. L. Davis et al. [2018]의 연구를 참고).

우울증에서 마음챙김기반 인지치료(mindfulness-based cognitive therapy, MBCT)는 우울증의 재발을 막기 위해 마음챙김기반 스트레스 감소(mindfulness-based stress reduction, MBSR)을 일부 변경하여 제작하였으며, 많은 연구를 통해 평가가 이루어졌다(Segal et al., 2013). 따라서 MBCT와 MBSR의 차이점에 대해 이해하는 것이 도움이 된다. 전체적으로 MBCT와 MBSR은 수업 시간의 작은 부분을 제외하고는 매우 유사하다. MBCT는 MBSR보다 작은 집단으로 제공되는 매뉴얼화된 8주 프로그램이다. MBCT는 12명까지 참여할 수 있는데 MBSR은 20명 이상의 참가자가 있을 수 있다. 수업 시간도 MBCT는 2시간으로 MBSR의 2.5시간에 비해 약간 짧다(Segal et al., 2013). 일반적으로 MBCT는 치료법으로 분류되는 반면 MBSR은 집단 교육으로 분류된다. 각 MBCT 수업 회기에서는 MBSR과 마찬가지로 호흡명상, 바디스캔 명상, 젠틀 요가(gentle yoga, 역자 주: 안전과 부드러움을 추구하는 요가), 걷기명상 같은 마음챙김명상에 대한 교육을 강조하고 집단 토론에 참여할 수 있는 기회를 제공한다. MBCT에는 우울한 사고방식에 주의를 기울이는 수단으로, 우울증과 관련된 특정 시나리오를 상상하고 떠오르는 생각에 주목하는 것과 같이 인지행동치료적 요소도 포함된다. MBCT에서는 우울 재발의 특정 기전에 대한 정신교육이 제공되는 반면, MBSR에서는 일반적으로 왜곡된 사고방식에 대한 일반적 교육과 함께 스트레스 반응에 대한 교육이 포함된다.

MBCT는 원래 주요우울증의 재발을 방지하기 위해 개발되었다. 즉, 현재 우울하지 않은 주요우울삽화의 병력을 가진 개인이 추가적인 우울증 삽화를 경험하지 못하도록 하기 위한 것이다(Segal et al., 2013). 연구에 따르면 MBCT는 우울 재발률을 현저하게 감소시키는 것으로 나타났으며(아래 참조) 통증, 피로, PTSD, 현재의 우울 증상에도 긍정적인 영향을 주는 것으로 확인되었다(Eisendrath et al., 2015; Hofmann et al., 2010; King et al., 2013; Lakhan & Schofield, 2013; Moore & Martin, 2015; Rimes & Wingrove, 2013; Sipe & Eisendrath, 2012).

우울증 재발

MBI의 재발 예방에 대한 연구 결과가 매우 강력했기 때문에 현재 우울 증상에 대한 연구보다 앞서 논의를 한다. MBCT가 우울증의 재발을 예방하는지를 여러 훌륭한 무작위 임상시험(randomized clinical trials, RCT)에서 평가했으며, 6편의 RCT(N=593)의 메타분석에서는 MBCT가 기존 치료(treatment as usual, TAU)나 위약에 비해 3회 이상의 우울 삽화를 가진 사람들에게서 43%의 상대위험도 감소로 우울증 재발률을 낮추는 것으로 밝혀졌다(Piet & Hougaard, 2011). MBCT에 대한 최근의 또 다른 메타분석에는 9편의 RCT(N=1,258)의 자료가 포함되었으며 기존 치료, 항우울제, 정신교육 같은 모든 비MBCT 치료와 비교하여 60주 추적기간 동안 우울증 재발률을 위험비 0.69로 감소시킨 것으로 나타났다(Kuyken et al., 2016). MBCT가 비MBCT 치료와 비교하여 기준선에서 더 심각한 우울증이 있는 환자에서 더 큰 효과를 얻었으며, 연령이나 성별은 결과에 관여하지 않았다.

Piet와 Hougaard(2011)의 메타분석에서는 MBCT가 주요우울삽화가 3회 이상인 사람에서만 우울증 재발률의 현저한 감소가 확인되었다. MBCT의 결과에 이전 우울 삽화의 수가 영향을 주는 것은 2회 이하와 그보다 더 많은 우울 삽화를 가진 사람들 사이에 우울증 재발을 일으키는 기전이 다르기 때문인 것으로 가정할 수 있다. 2회 이하의 우울 삽화를 가졌던 사람들은 외부의 사건으로 인해 우울증 재발을 경험할 가능성이 높지만, 3회 이상의 재발을 가진 사람들은 MBCT의 효과적인 목표가 되는 자체적 반추 순환에 의해 재발이 일어날 가능성이 더 높을 수 있기 때문이다(Ma & Teasdale, 2004).

3회 이상의 주요우울삽화를 가진 사람들에서 나타난 우울증 재발률의 현저한 감소를 하나의 핵심 연구 결과를 바탕으로 그림 2.2.에 표시하였다(Ma & Teasdale, 2004). 이 연구에서는 주요우울증으로부터 관해된 환자들을 무작위로 MBCT 또는 TAU에 할당하고 3개월 간격으로 1년 동안 추적하였다. 그림 2.2.는 연구에 참여하기 전에 3회 이상의 우울 삽화를 가졌던 사람들에서 배정된 대로 분석을 시행했을 때의 우울증 재발률을 보여준다. MBCT에 무작위로 할당된 사람들에서 재발하지 않은 누적 비율이 유의하게 높은 것을 확인할 수 있다.

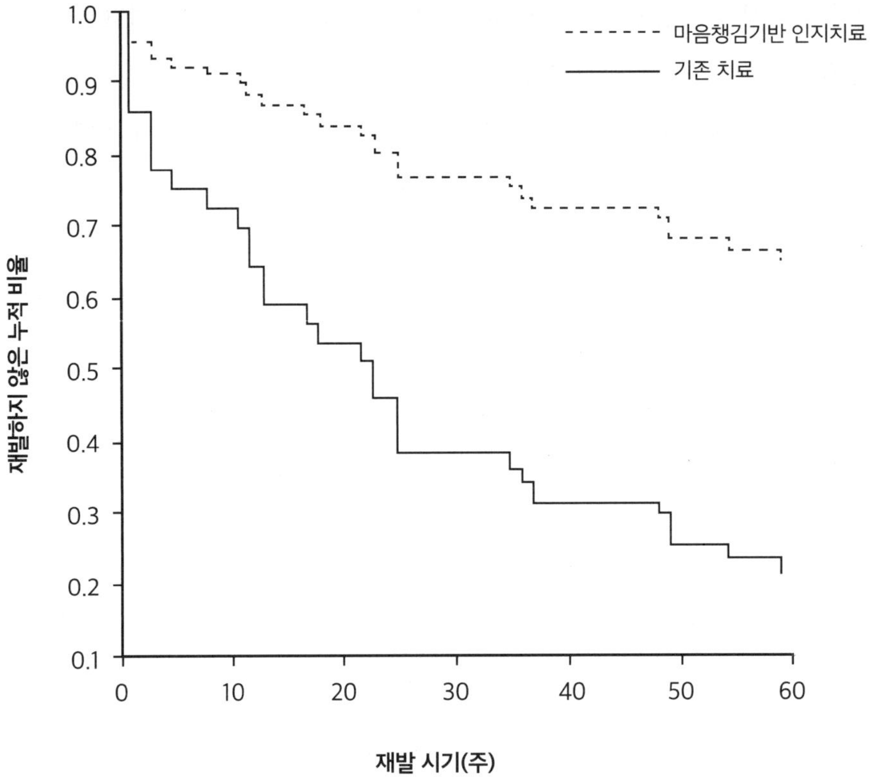

그림 2.2 3회 이상의 주요우울삽화를 가진 환자에서 마음챙김 인지치료와 기존 치료를 시행하였을 때 주요우울증의 재발을 비교한 생존(비재발)곡선

Adapted from "Mindfulness-Based Cognitive Therapy for Depression: Replication and Exploration of Differential Relapse Prevention Effects by S. H. Ma and J. D. Teasdale, 2004, Journal of Consulting and Clinical Psychology, 72, p. 36. Copyright 2004 by the American Psychological Association.

위의 연구는 MBCT가 기존 치료보다 우수하다는 설득력 있는 근거를 제공했으나, 실제로 우울증 재발을 예방하기 위한 표준 치료인 항우울제의 유지와 직접적으로 비교할 수 있게 설계되지는 않았다. 위의 연구에서 기존 치료에 포함된 환자들 중 일부는 항우울제를 처방 받았다. Kuyken 등(2016)의 메타분석은 MBCT와 항우울제 유지를 비교한 4편의 RCT를 통해 이루어졌으며, 60주의 추적 관찰 동안 MBCT에 할당된 사람들의 우울증 재발위험이 위험비 0.77(0.60-0.98)로 감소한 것을 확인할 수 있었다(Kuyken et al., 2016). 가장 규모가 큰 임상연구는 잘 설계된 단일 맹검 다기관 RCT이며 424명의 환자를 24개월 동안 추적하였다(Kuyken et al., 2016의 메타분석에 포함되어 있다). 여기에서는 두 가지 개입 모두 우울증 재발, 삶의 질, 잔류 우울 증상 측면에서 유사한 긍정적 효과를 나타내었다(Kuyken et al., 2015). MBCT가 항우울제 유지에 비해서 우수하다는 근거는 없었다. 항우울제 유지(maintenance antidepressant medications, mADM)나 MBCT에 무작위 할당하였으며 주요우울증의 재발이 없는 사람의 비율은 그림 2.3.에 나와 있다.

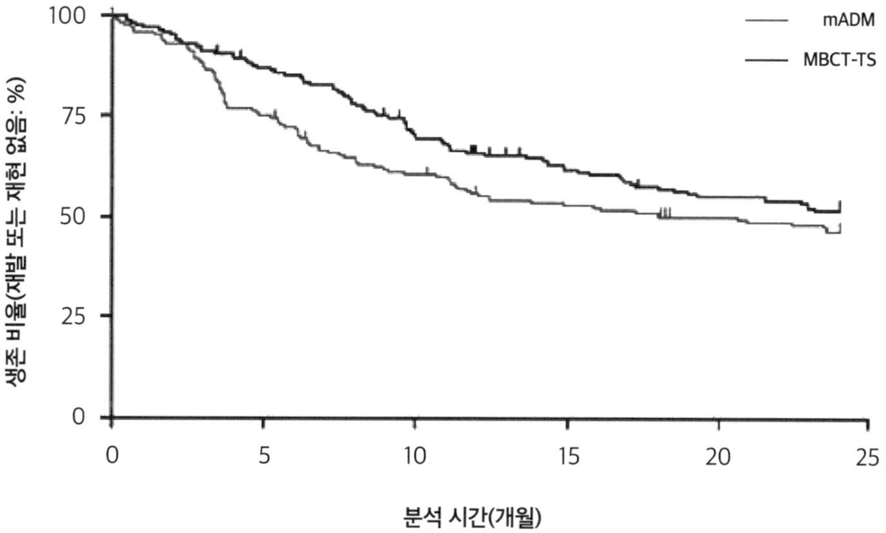

위험 숫자(명)

mADM	212	154	128	108	99	0
MBCT-TS	212	167	134	113	101	0

mADM = maintenance antidepressant medication 항우울제 유지

MBCT-TS = mindfulness-based cognitive therapy with support to taper or discontinue antidepressant medication
마음챙김기반 인지치료와 함께 항우울제를 서서히 감량 또는 중단

그림 2.3 24개월 추적관찰 기간 동안 재발하지 않은 사람들의 생존 곡선

Adapted from "Effectiveness and Cost-Effectiveness of Mindfulness-Based Cognitive Therapy Compared With Maintenance Antidepressant Treatment in the Prevention of Depressive Relapse a Recurrence (PREVENT): A Randomised Controlled Trial" by W. Kuyken, R. Hayes, B. Barren, R. Byng, T. Dalgeish, D. Kessler, ... S. Byford, 2015, The Lancet, 386, p. 69. CC BY.

또 다른 질문은 MBCT와 지속적인 항우울제 치료의 조합이 MBCT 이후 항우울제를 중단한 경우에 비해 우수한지에 대한 것이다. 249명의 환자를 대상으로 시행된 임상연구가 MBCT와 mADM를 조합한 집단과 MBCT만 하고 mADM을 중단한 집단을 비교함으로써 이 질문을 해결해주었다. 연구의 목적은 MBCT를 진행 중인 환자들이 안전하게 항우울제를 중단할 수 있는지에 대한 것이었다. 결과에 따르면 MBCT 이후 항우울제를 중단한 사람들이 MBCT와 함께 mADM을 지속한 경우와 비교해서 우울증 재발을 더 많이 경험했다(Huijbers et al., 2016).

종합적으로 MBCT는 우울증 재발의 방지를 위해 항우울제 유지와 유사한 효과를 보였지만, MBCT와 항우울제 유지를 함께 하는 전략이 가장 최적일 것으로 판단된다(Creswell, 2017). 앞의 근거들을 바탕으로 영국의 국립보건원에서는 MBCT를 우울증 재발 방지를 위한 표준 치료로 광범위하게 적용하도록 권고하였다(Crane & Kuyken, 2013; Mindfulness All-Party Parliamentary Group, 2015).

Goldberg 등(2018)은 MBCT에 국한되지 않는 모든 MBI를 포괄하는 더 광범위한 문헌들을 통해 대규모 체계적 문헌고찰 및 메타분석을 수행하였고, 급성 우울증 또는 우울증 재발 방지에 대한 49편의 RCT를 확인하였다. 이 중 30편은 MBI를 치료를 받지 않은 경우와 비교하였으며 9편은 MBI를 특정 활동과 비교하였다. 나머지 10편은 MBI를 근거기반치료(evidence-based treatment, EBT)와 비교하였다. 치료가 끝났을 때, MBI는 치료를 받지 않은 경우와 비교해서 급성 우울증을 감소시키거나 재발을 예방하는 현저히 우수한 결과를 보였으며, 특정 활동과 비교했을 때도 다소 덜하지만 여전히 통계적으로 유의한 이점을 보였다. MBI와 EBT를 비교하였을 때는 치료 종료시 우울증 결과에서 차이를 보이지 않았다. 긴 추적관찰 기간을 가진 25편 연구를 포함한 메타분석 모델에서도 MBI는 치료를 받지 않은 경우나 특정 활동 대조군보다 우수한 성능을 보였지만 EBT와는 유사한 우울증 결과를 나타냈다.

현재의 우울증

주요우울증의 재발을 방지하는 MBCT의 효과가 현재의 우울증에도 명백하게 나타날 수 있는지를 평가하기 위해, Goldberg 등(2019)은 MBCT의 결과를 평가한 RCT의 메타분석을 수행했다. 13편의 연구(N=1,046)가 포함되었으며 비교에는 비특이적이거나 특이적인 상태 모두가 포함되었다. 비특이적인 경우는 위약, TAU, 치료받지 않은 상태가 모두 포함되었으며 특이적인 상태에는 우울 증상을 다루기 위한 실제적 치료들이 포함되었다. 결과에서 MBCT에 할당된 사람들이 비특이적 대조 집단보다 더 나은 우울증 결과를 보였다. 하지만 이러한 이점은 장기간의 추적관찰에서는 유지되지 않았다. MBCT를 특이적인 상태의 대조 집단과 비교한 경우에 치료 종료 시점이나 장기간 추적관찰에서 차이가 발견되지 않았다(Goldberg et al., 2019). 치료 후 결과를 종합적으로 정리해보면 현재 우울 증상을 겪고 있는 환자는 MBCT에서 비특이적 대조 집단과 비교하여 우울증 결과에서 중간 정도의 효과 크기를 보였으나, 우울증을 다루는 다른 치료보다 뛰어나지는 않은 것으로 나타났다. 또한 장기간의 추적관찰에서 MBCT는 비특이적 또는 특이적 대조 집단보다 지속적으로 뛰어나지는 못했다. 이러한 결과는 현재 우울 증상이 있는 환자에게 MBCT를 사용하는 것에 대한 지지를 제공하지만, 장기적 결과를 명확하게 하기 위해서 추가 연구가 필요할 것으로 보인다.

우리는 우울증을 위한 MBI와 관련하여 변화의 기전을 알아내기 위한 최근의 노력들에 대해 전반적으로 알아보았으며 이제 이 논의를 마무리하려고 한다. 특정 개입과 관련된 변화의 기전을 이해하는 것은 그 개입을 더욱 개선시켜서 유익한 변화로 이어지는 핵심 요소를 향상시키도록 도울 수 있다(Kazdin & Nock, 2003; Kraemer, Wilson, Fairburn, & Agras, 2002). 재발한 주요우울증에서 MBCT와 관련된 행동변화의 기전을 평가하기 위해 van der Velden 등(2015)은 17편의 연구를 기반으로 한 23편의 문헌에 대해 체계적 고찰을 시행했다. 3편의 연구를 제외한 모든 연구가 RCT였지만, 고찰 문헌의 저자가 지적한 바와 같이 대부분의 연구는 행동변화의 기전을 엄격하게 평가하도록 설계되지 않았다(행동변화기전의 확립 기준에 대한 개요는 Kazdin & Nock, 2003, 그리고 Nock, 2007을 참조). 이러한 근본적인 한계에도 불구하고 연구결과에서는 대부분의 문헌에서 마음챙김, 자기연민, 초인지적 알아차림이 증가하고 반추 및 걱정이 감소하는 것을 발견할 수 있었다. 이러한 결과는 MBI가 우울증에 미치는 효과에 대해 앞에서 검토했던 주요 개념들과 일치한다.

물질사용장애

PTSD 사람들은 PTSD가 없는 사람들에 비하여 알코올, 다른 약물들 그리고 흡연의 상대적인 위험이 상당히 증가되어있다(Goldstein et al., 2016). PTSD와 물질사용 쟁점과 관련하여 지지해주는 여러 근거들이 있지만, 자가처방가설(self-medication theory)이 가장 널리 연구되어졌고 가장 지지를 받고 있다(Simpson, Stappenbeck, Luterek, Lehavot, & Kaysen, 2014). 자가처방가설은 PTSD와 연관된 고통과 부정적인 감정들 그리고 부가적으로 함께 발병하는 정신건강의학적 상태를 대처하기 위하여 알코올, 담배 또는 다른 약물에 의존하게 되는 것을 가리킨다(Khantzian, 2003). 시간이 지나면서, 감정적인 그리고 신체적인 불편함을 다루기 위해 물질에 의존하면 위축으로 이어지는 다른 대처 전략으로 그리고 근본적으로 마음챙김과 대조가 되는 자동성을 이끈다(Garland & Howard, 2008). 더욱 임상 양상을 복잡하게 만들며 장기간 물질을 과다하게 사용하면 물질에 대한 내성이 증가한다. 그래서 같은 효과를 이루기 위해 좀 더 많은 용량이 필요하고 "정상"으로 느끼기 위해 신체적인 의존이 생긴다. 부가하여 물질남용과 연관된 행동에서 비롯된 생활의 후유증이 증가하면 더욱 스트레스와 긴장이 늘어나서 이를 대처하려는 물질 사용의 욕망이 증가하게 된다. 사람들이 물질을 사용하여 완화시키려는 노력이 악순환에 빠져 종종 부가적인 문제들의 발생을 보게 되는 것은 그리 어렵지 않다.

물질남용에 대한 마음챙김과 변화의 경로

사람, 장소 그리고 일에 대한 스트레스 내성이 낮아지고(Koob & Volkov, 2010; Sinha, 2007) 자동적인 반응이 일어나서 물질사용과 연관된 중독에 걸린 사람이 문제적 사용과 관련된 습관적 패턴을 바꾸기는 어렵다(Garland & Howard,

2018). 부가하여 알코올과 약물에 너무 의지하게 되면 물질사용이 강력하고 즉각적인 만족을 주기 때문에 물질 없이 상황과 경험을 두드러지게 끌고 나갈 수가 없다. 그 결과 사용 패턴을 재강화 시키고 덜 해로운 재강화물은 위축시킨다(Garland & Howard, 2018).

아직은 걸음마 단계이지만, 임상시험 문헌들이 늘어나면서 물질사용 문제가 있는 사람들을 위해 MBI와 연관된 행동 변화 기전을 평가하기 시작했다. 이 연구들에서 PTSD와 물질사용 문제가 함께 발생한 사람들을 특별히 포함하지 않았고 일반적으로 동반이환을 강조하지도 않았다. 그러나 마음챙김이 물질사용 문제를 완화시키는데 도움을 줄 수 있다는 잠재적인 방식의 이해로 PTSD를 포함한 동반질환을 치료하려는 맥락에서 기초적인 지식으로 유용할 수가 있다. 예비적인 근거들은 수용, 알아차림 그리고 비판단 같은 마음챙김의 측면들이 증가하면서 갈망과 물질사용에 대한 MBI의 효과를 개입한다고 제안한다(Garland & Howard, 20128). 또한 물질사용의 갈망과 단서에 대한 반응이 감소하면서 스트레스 반응이 줄어들고 회복이 증가하는 측면들이 마음챙김의 훈련과 연관이 있고 차례로 물질 갈망과 사용이 줄어듦과 연관이 있다고 한다(Bowen et al., 2014). 전반적으로 MBI 참가자들에서 물질사용 자체에서 오는 갈망을 포함한 생각, 감정과 떼어내려는 분투를 지원한다는 증거들이 늘어나고 있다(Li, Howard, Garland, McGovern, & Lazar, 2017).

마음챙김 훈련은 물질사용 문제가 있는 사람들에게 메타인지를 발전시키는데 도움을 주어서, 한 발 물러나서 모니터 되지 않는 생각과 충동의 진행을 관찰할 수 있도록 도와준다(Garland & Howard, 2018). 물러선 과정은 상황 속에서 고통스럽기보다는 자신 안에서 그리고 보다 큰 환경에서 진행되는 바를 인식할 수 있게 허용해준다. 물러선 과정은 완화를 위한 즉각적인 욕망을 넘어서 가치를 유지하면서 심사숙고한 선택을 할 수 있도록 한다(Bowen et al., 2014). MBI 집단에 참여한 한 참가자는 마음챙김 학습으로 다른 선택을 하게 도와주었다고 보고하였다.

> 스트레스 상황을 다룰 때 적합한 선택을 할 수 있도록 돕는 어떤 것이 있다. 우울할 때 술 병을 다시 들기보다는 단지 좀 더 똑똑한 선택을 할 수 있도록 발휘된다. 과거에 제대로 작동하지 않았던 방식에서 빠져 나오게 되었다.

물질사용을 감소시키는 또 다른 길로 제시되는 가설로 물질사용으로는 얻어내지 못하는 자연적인 보상에 대한 감사를 경험하거나 증가되기 때문이라고 한다. Garland와 Howard(2018)는 "재구조화 보상 가설(restructuring reward hypothesis)"이라고 불렀다. 이 가설에 따르면, 물질오용이 발생하기 전으로 돌아가서 물질사용에 의해 얻어질 수 있는 보상이 유용한 자연적 보상으로 초점이 옮겨지는 가능성을 제공한다. 마음챙김을 통해 일상생활에서의 기쁜 경험을 맛보며 알아차리고 감사하는 일이 증가한다. 예를 들어 많은 MBI 교사들이 마음챙김 식사를 가르치면 음식을 먹는 경험에 대한 맛이 배워진다. 이론적으로, 자연적 보상 과정이 증가하면 갈망과 중독 행동의 감소가 이루어질 수 있다. 그리고 이를 지지하는 얼마간의 증거들이 있다(Garland & Howard, 2018).

물질사용장애에 대한 MBI의 무엇보다 중요한 목표는 현재순간을 알아차리는 능력을 증가시켜서 인간 조건(human condition, 역자 주: 인간 존재를 질적으로 구성하는 탄생, 성장, 감정, 열망, 갈등, 사망 등을 일컫는다) 부분으로 불가피하게 발생하는 고통스러운 생각과 감정을 알코올과 약물을 사용하는 자가처방 없이 인내하고 수용하는 능력을 키우는 것이다. 마음챙김은 자연적으로 발생하는 보상에 대한 감사함을 늘려가면서 물질로 얻어지는 보상으로부터 멀어지도록 할 수 있다.

물질사용 문제에 대한 마음챙김 개입의 근거

우울증과 우울증의 재발에 대한 MBI 문헌에 비교하면 중독과 흡연에 대한 MBI 문헌은 상대적으로 훨씬 적어서 오직 16편의 RCT만을 자료로 사용할 수 있다(Goldberg et al., 2018). 중독에 대한 MBI와 처치하지 않은 집단을 비교한 5편의 연구에서, Goldberg와 동료들은 치료 종결시점에서 집단 간의 유의한 차이를 발견하지 못했다. 어떤 연구도 장기간 추적조사가 없었다. 특별히 활성 대조군을 둔 7편의 RCT에서 치료 종결 시점에 근소한 효과로 MBI를 선호하였는데 4편의 장기 추적연구에서는 이런 장점이 보이지를 않았다. 흡연에 대한 MBI와 근거중심치료를 비교한 4편의 논문에서 MBI를 선호하는 중등도의 효과를 보였지만, 이런 MBI의 장점이 장기간 계속될지에 대한 추적조사가 충분하지 못하다. 흡연 외에 다른 중독에서 RCT로 MBI 대 근거중심치료를 비교한 논문은 현재 없다. 오래된 고찰(Chiesa & Serretti, 2014)에서는 Goldberg 등(2018)이 시행했던 것처럼 비교에 대한 질 높은 연구가 없었지만 Li 등(2017)이 중독에 대해 시행한 체계적 평가와 메타분석에서는 비슷한 결과를 보여주었다. 전반적으로, 유용한 근거들에서 MBI가 물질사용장애의 치료에 부분적으로 이용할 수 있으나, 장기간 추적했을 때 감퇴하는지 여부에 대해 좀 더 세부적인 또는 보완적인 연구가 필요하다.

만성통증 그리고 다른 신체적 상태들

외상은 요통, 만성 골반통, 두통, 섬유근육통, 만성 국지적 또는 전신적 통증, 구강안면 통증 그리고 자가보고 관절염을 포함한 만성적인 신체적 통증 증후군으로 발달할 위험이 크다(R. D.. Siegel, 2015). 학대받은 아동기의 병력을 지닌 사람은 통증 증후군으로 발달할 수 있는 취약성이 특별히 잘 보인다(D. A. Davis, Leucken, & Zautra, 2005). 결과적으로, PTSD를 지닌 많은 사람들은 PTSD 증상과 만성통증 모두를 반드시 동시에 대처를 해야만 한다. 이런 이유로 외상의 병력을 지닌 사람들과 작업을 할 때 집단 지도자 또는 치료사가 마음챙김 기술이 만성통증에 어떻게 적용하는지에 대한 지식이 있으면 도움이 된다.

만성통증

여러 겹치는 상황들 그리고 생활의 어려움은 스트레스를 줄 수 있고, 스트레스가 증가하면 PTSD 또는 우울증 같은 정신건강의학적인 상태에서처럼 만성통증에서도 임상적 경과가 악화된다(Beck & Clapp, 2011; Day, 2017; Kroenke et al., 2011; Otis et al., 2010). 수십년 만성통증에 대한 연구에서 심리적 진행이 중심성 감작(central sensitization, 역자 주: 중추신경계에서 일어나는 통각 역치의 감소)에 영향을 준다는 점을 분명히 했다. 이것은 급성 통증이 번역되어지며 경로를 만들어서 만성이 되는 과정이다(Day, 2017). 심리적 요인이 통증의 임상적 경과에 강하게 영향을 준다는 점을 고려하여 임상적 개입으로 이상적인 목표를 재현하는데 인지행동치료에 기초한 접근들이 최적의 표준으로 널리 받아들여지고 있다. 그러나 PTSD 경우 만성통증을 지닌 사람들이 모두 인지행동치료에 반응을 보이지 않고 그리고 모든 사람들이 인지행동치료를 선호하지 않아서 MBI가 만성통증에 대한 또 하나의 옵션이 된다.

아래 세부 항목에서 마음챙김 연습이 만성통증을 지닌 사람들에게 주는 유익에 대한 기전을 개괄하고 이후 만성통증에 대한 MBI의 임상적 결과에 대한 문헌고찰을 하겠다. 만성통증을 지닌 사람들에게 어떻게 효과적으로 특별한 마음챙김 연습을 가르칠 것인가에 대한 부가적인 제안은 4장에서 제공하겠다.

만성통증에 대한 마음챙김과 변화의 경로

외상을 경험한 사람들은 만성통증으로 발달하기 쉬운 여러 경로가 있다. 하나의 중요한 요인으로 외상 후에 애매모호한 자극을 위험 또는 위협적으로 해석하는 경향이 있어서 자동적인 각성을 유도한다(Pole et al., 2007; R. D. Siegel, 2015). 최악의 고통(pain catastrophizing)이라고 알려져 있듯 통증을 위협적으로 해석하는 경향은 미래의 통증에 공포감을 가지게 한다(Vlaeyen & Linton, 2000). 공포와 파국화의 결과로 악순환이 만들어져서 통증에 대한 공포가 과민증을 낳아서 근육 긴장을 일으키고 통증부위를 사용하지 않게 되고 차례로 강도와 유연성을 상실하여 미래의 손상에 취약하게 만든다(R. D. Siegel, 2015; Vlaeyen & Linton, 2000).

신체 감각을 잠정적인 위협으로 해석하는 경향때문에 과각성의 한 형태를 외부 세계보다는 신체 감각에 적용시킨다. 만성통증 증후군으로 발전된 사람들은 종종 신체 감각에 대해 신체가 손상을 입었다는 의미로 믿으며 동작에 대한 공포를 더욱 가지게 될 수 있다. 예를 들어 만성통증을 지닌 어떤 사람은 이런 믿음으로 MBI에서 앉기, 걷기 또는 스트레칭을 하는 기간에 참여할지 여부를 고민하게 된다. 이 요인들은 임상적으로 파국화, 불안 예민성, 회피적인 대처로 나타나며 스트레스와 관련된 신경계 변화를 이끈다(Beck & Clapp, 2011). 우울증, 최악의 고통 그리고 불안은 횡단면적 연구에서 통증의 심함, 장애의 악화와 상관관계를 갖는다. 종단적 연구에서 이런 요인이 줄어들면 통증의 심함, 장애의 악화는 호전이 된다(Bair et al., 2013; Campbell et al., 2012; Lucey et al., 2011; Scott, Kroenke, Wu, & Yu, 2016).

Jensen(2011)은 MBI가 만성통증의 맥락에서 (1) 환경적/사회적 변인, (2) 뇌 상태, (3) 인지적 내용, (4) 인지적 과정/대처 그리고 행동 경로 중 하나 또는 그 이상에 작용하여 도움을 준다고 가정하였다. Day, Jensen, Ehde 그리고 Thorn(2014)는 MBI의 근거기반이론 모델로 만성통증에 대해 MBI가 이들 5요인들 각각에 영향을 주고 6요인인 감정과 정서에 긍정적인 영향을 준다는 생각을 만들어 갔다. 이런 경험적인 모델에서 마음챙김 연습은 노출의 형태로 감각과 인지적 평가 네트워크의 연합을 해제하여 최악의 통증 감소, 통증의 믿음에 대한 변화, 통증 수용의 증가, 접근 지향적 대처 향상 그리고 너 나은 감정과 정서 조절을 한다고 여겼다(Day et al., 2014). 우리의 임상적 경험에 일차적으로 기반하여 어떻게 MBI가 이전에 기술한 변화의 기전에 적용하는지 지금부터 설명하겠다.

자기돌봄에서 무엇보다 우선되는 주제로 스트레스를 관리하는 것보다 효과적으로 또는 어떻게 우리의 마음이 기능하는지에 대해 주의를 가져오게 하는 여부가 MBI에서 강조된다는 점이고 이것은 종종 만성통증을 가진 사람들에게 매우 도움을 준다. MBI는 통증에 대한 관계가 변화되기를 강조하며 좀 더 큰 자기돌봄을 연습하면서 배운다. 좀 더 효과적으로 스트레스를 관리하는데 또는 웰빙이나 증상에 대한 자기의 감각을 배우는데 있어 단지 천천히 내려놓아서 도움을 받을 수 있다. 자기돌봄을 주제로 우리의 MBI에 참여했던 한 여자와 인터뷰를 했었다. 그녀는 MBI가 통증에 어떻게 도움을 주었는지 말해주었다.

> 이것으로 나는 통증에 대해 다른 관계를 갖게 되었다. 밀어붙이거나 끌어왔던 방식이 항상 옳은 답이 아니라며 다른 견해로 볼 수 있게 되었다.... 이것은 나의 뇌가 작업하고 있는 방식과 반대였다.

이 환자는 만성통증에 대한 관계가 어려웠던 경험에서 MBI를 통해 새로운 방식으로 관계를 하는 것에 초점을 두면서 기능성이 증가하였다. MBI는 신체적인 통증에 대한 반응을 줄일 수는 있지만 직접적으로 통증을 줄이려는 시도를 하지는 않는다. MBI에서는 가르치는 바는 만성통증에 경험하며 반응하는 층으로부터 떨어져서 알아차리는 기술에 초점을 두고 있다.

MBI에서 근본적인 가르침은 파국시키거나 또는 반추하려는 경향에 대해 알아차리기를 포함하여 자동적인 생각의 패턴에도 주목한다. MBI에서 파국화와 작업하는 방식으로 신체적인 통증 또는 불편함의 감각(sensory)이 연관된 생각과 감정(emotion)으로부터 다른지를 질문한다. 통증의 감각적인 요소를 인지적인 그리고 감정적인 요소로부터 구별하도록 배우면 감각 경험에서 감각적 성분과 인지적 성분의 연합을 해체시켜서 괴로운 생각과 감정과 함께 작업하는 가운데 새로이 발견하는 기회를 제공할 수 있다. 감정과 행동적 변화를 좀 더 잘 조절할 수 있는 이론이 바로 연합해체다(kabat-Zinn, 1982). 이런 환영할 만한 변화의 중심에 지금 여기서 실제적으로 일어나는 매 순간의 접촉을 늘리며 키우도록 한다. 이런 현재 순간에 노출하면 사람들이 실제적으로 경험하는 것으로부터 공포를 느끼는 것을 구별할 수 있게 해준다.

따라서, MBI에서는 생각은 마음에서 지나가는 사건이라는 개념은 현실적으로 재현되든 안되든 도입을 하면서 만성통증을 둘러싸고 있는 생각과 믿음에 적용을 할 때 특히 도움을 줄 수 있다. MBI에서 알아차리는 좀 더 넓은 영역에서 이런 생각을 잡고, 정신적 사건으로 지나가는 생각에 주목을 하고 인식하게 된다. MBI에서 생각은 사실이든 아니든 생각은 생각일 뿐이라며 경험적으로 배운다.

또한 MBI는 유쾌한 그리고 불쾌한 사건이 어떻게 습관적인 판단을 하여 반응을 일으키고 "나는 이런 통증을 다른 날에는 도무지 견딜 수 없을 것 같다"는 파국화 작용 뿐 아니라 사건과 관련되어 있는 생각, 감정 그리고 감각에 대한 알아차림을 증가시키도록 디자인한 자료를 포함하고 있다.

한 예로, MBSR의 요가 같은 MBI의 동작 연습에서 손상을 당할 것 같은 공포로 두려워 참여하지 않을 수 있다. 수업 회기 동안, 그 같은 공포와 생각을 열린 마음으로 호기심을 가져보도록 용기를 주면 최대한 가능성을 발휘하면서 부드럽게 앞으로 움직일 수 있다. 종종 변형을 시키면서 자신의 한계를 믿게 하며 동시에 용기를 북돋아주는 것 그리고 이것이 가장 현명한 동작이라고 선택할 수 있도록 주목을 시키는 것이 중요하다. 만성통증과 연관된 장애의 핵심 성분인 운동에 대한 공포 또는 통증이나 다시 부상을 당할 것 같은 공포를, MBI에서 부드럽게 동작을 연습을 하면 감소시킬 수 있다고 이론적으로 정립이 되어 있다(Day, 2017).

이 회기에 대한 논평은 의도적으로 MBI가 만성통증을 어떻게 호전시키는 것에 대한 연습과 개념적인 틀을 제공하는 것이다. 만성통증을 지닌 사람들에게 특별한 연습을 가르치기 위한 부가적인 제언을 3장과 4장에서 제공한다.

만성통증에 대한 마음챙김기반개입의 근거

최근 메타분석에서 Goldberg 등(2018)은 33편의 통증 시험을 확인하였는데, 29편은 MBI를 처치가 없는 대조군과 비교하였고, 4편은 치료사 또는 강사가 배우처럼 시간을 정하고 주의하게 만든 활성 대조군과 비교하였다(Goldberg et al., 2018). 처치가 없는 대조군과 선호를 비교하였을 때 MBI에서 프로그램 끝난 후 즉각적으로 중등도의 효과를 보였다(d = 0.45; 0.30 - 0.60). 반면에 특별한 활성 대조군과 비교하였을 때는 평가할 만한 차이를 보이지 않았다. 이와 비슷하게 발견된 패턴이 30편의 장기추적 기간을 포함한 연구에서도 보였다(Goldberg et al., 2018). Creswell(2017)은 만성통증에 대해 무작위로 MBI를 활성 대조군과 비교한 최근 4편의 논문을 체계적으로 고찰하였다. 3편에서 MBI가 우월하였고, 한

편에서는 보다 나은 결과를 보였다. 대조군으로 통증에 대해 강건한(robust, 역자 주: 통계학적으로 가정이 위반이 되어도 방법이 유용함을 일컫는다) 인지행동치료 프로그램을 두었을 때는 비슷한 결과를 보였다(Creswell, 2017). 다른 체계적 고찰 또한 마음챙김 프로그램에서 통증의 강도 감소(Reiner et al., 2013), 증상의 심한 정도 감소(Lakhan & Schofield, 2013) 그리고 통증과 연관된 우울증 증상의 감소(Veehof, Oskam, Schreurs, & Bohmeijer, 2011)을 보고하였다. 추가적인 체계적 고찰에서 만성 요통에 대한 MBSR의 유익함을 발견하였다(Skelly et al., 2018). 전반적으로 이런 발견들은 MBI를 만성통증으로 고생하는 사람들에게 실행 가능한 치료 옵션으로 간주되어질 수 있지만 추가적인 높은 품질의 연구가 필요하다.

기능성 신체 증후군

기능성 신체 증후군은 또한 의학적으로 설명되지 않은 증상들로 불리우며 사람들이 의학적 치료를 찾는 가장 흔한 이유이다(Afrai et al., 2014; Burton, 2003). 기능성 신체 증후군에서 일관된 양상은 지속적인 외상을 지니고 있는 사람들에서 과도하게 나타난다. 메타분석한 71편의 연구에서 외상에 노출된 사람이 2.7배나 더 많이 기능성 신체 증후군이 있었다(Afari et al., 2014). 기능성 신체 증후군은 만성적인 증상에 기반한 증후군으로 기질적으로 병리적인 소견은 입증되지 않았다(Burton, 2003). 여기에는 섬유근육통, 턱관절 장애 그리고 과민성 대장 증후군(irritable bowel syndrome, IBS)을 포함한다. 이 증후군은 하나의 기능성 신체 증후군 이상보다 많은 기준들에 해당되면서 많은 증후군들이 흔하게 겹쳐져 있다(Wesely. Nimnuan, & Shape, 1999).

가장 흔한 기능성 증후군의 하나는 IBS로, 많은 수가 PTSD와 함께 발병한다(Dobie et al., 2004; Maguen, Madden, Cohen, Bertenthal, & Seal, 2014). IBS는 반복적인 복통을 특징으로 배변과 관계가 되어있고 그리고 대변보는 횟수 또는 대변 형태의 변화와 연관되어 있다(lacy & Patel, 2017). 임상적으로 IBS 사람들은 종종 삶의 질이 매우 감소되어 있고(Addante et al., 2018), 만성적인 생활의 스트레스가 IBS 증상의 심한 정도를 결정하는 주요 예측자이다(Drossman et al.,

2000). 부가하여 IBS 환자는 통증을 보고할 때 감소된 역치가 입증되어 있으며 이것이 과각성(hypervigilance)을 이룬다(Drossman et al., 2016). 잠재적으로 변경 가능한 다른 요인으로 위장관 증상과 관계된 불안, 증상의 의미에 대한 믿음, 파국화 그리고 사회적 지지의 지각된 결여 등이 IBS의 임상적인 결과에 역할을 한다. 이 요인들은 약물 사용, 의료보험 방문 횟수, 비용 그리고 장애에 영향을 주며 중요한 역할을 한다(Drossman, 2016; Van Oudenhove et al., 2016).

명백하게 앞에서 논의한 것처럼, 심리적 과정이 IBS의 임상 경과에 핵심적인 역할을 하며 치료를 위한 MBI 연구를 이끌었다(Thakur et al., 2018). 비록 IBS 치료를 위한 MBI 문헌적 기초가 통증보다 매우 작아서 현재까지 이 상태에 대해 제한된 전망을 준다. IBS를 MBI로 다룬 3편의 RCT에 대한 한 편의 메타분석(Lakhan & Schofield, 2013)과 6편의 RCT에 대한 또 다른 한 편의 메타분석 모두에서 증상이 호전되었다는 근거를 발견하였다. 신체적 상태를 다룬 MBSR에 대한 또 하나의 체계적 고찰에서 MBSR이 IBS를 호전시켰다는 예비적 근거를 발견하였다(Crowe et al., 2016). 기준선에서 PTSD와 IBS를 모두 가진 개인에 대한 MBSR 전후의 연구에서 프로그램을 마친 후 4개월 지나 오직 40%만이 여전히 IBS 기준을 만족시켰다(Harding, Simpson, & Kearney, 2018). 부가적인 연구가 필요하며, 비록 외상의 병력이 있으면 IBS가 흔하게 함께 있지만 현재까지 특별히 PTSD와 IBS의 동반이환에 대한 RCT는 없다.

섬유근육통은 여러 신체 부위를 침범하는 전신통이 특징이고, 최소 3개월간 지속이 되며 심한 정도에 대한 특별한 기준에 해당한다(Wolfe et al., 2016). 연관된 심리적 양상들로 우울증, 파국화 그리고 수면 장해 등이 있다. 최근 고찰에서 섬유근육통에 MBSR을 시행했던 2편의 연구를 확인했는데 장기 추적조사는 결여되어 있었다(Skelly et al., 2018). 무작위로 MBSR을 대기자군 또는 주의집중 대조군(교육, 이완, 스트레칭)을 비교한 2편의 연구에서 기능성, 통증, 우울증, 불안, 수면 그리고 피로를 측정하였는데 분명하게 단기적 유익성은 없었다. 세 번째 시험 논문은 섬유근육통을 지닌 작은 집단(N=82)을 무작위로 MBI 또는 대기자군으로 할당하였는데 MBI군에서 분노, 불안 그리고 우울증이 낮은 수준으로 있었다(Amutio, Franco, Pérez-Fuentes, Gázquez, & Mercader, 2015). 또한 같은 연구 집단에서 MBI군이 대기자군보다 호전된 수면을 보고 하였다(Amution et al., 2018). 비개입적 연구에서 섬유근육통을 지닌 환자들이 마음챙김과 심리적 요인들의 상관관계를 검사하였는데 파국화와 통증 강도가 마음챙김의 측면들에 의해 조절되었다(Dorado et al., 2018). 섬유근육통 치료로써 MBI에 대한 추가적인 연구가 필요하다.

마음챙김기반개입 참여는 다중 진단에서 호전이 되는가?

지금까지, 우리는 개별적 진단에 대한 임상적 결과에 관한 문헌들을 고려했다. 그러나 우리가 논의하였듯이, 외상 생존자들 가운데서 동반이환은 표준이고 예외가 아니기 때문에 MBI를 참여한 후에 여러 상태에서 호전될 수 있을 것인가? 이론적으로 만약 생각의 스타일인 회피, 반추, 파국화, 고정 또는 융합 같은 습관들에 대해 인식하는 것을 배울 수 있다면, 그리고 마음챙김적으로 반응을 한다면 다양한 도전에 반응하는 새로운 길을 시작할 수 있을 것이다. 이것은 이번 장과 앞선 장에서 기술하였듯이 마음챙김의 여러 기제들이 여러 외상 후 합병증의 증상들을 유지하거나 악화시킬 수 있는 요소들에 충격을 준다고 가정하면서 유익성을 줄 수 있기 때문이다. 비록 이것들이 불완전하게 연구되었지만, MBSR을 가르치면 외상 생존자들에게 여러 상태에 걸쳐서 유익함을 준다는 몇 근거가 있다. 예를 들어 Polusny 등(2015)은 RCT로 MBSR과 활성 대조군을 비교하여 PTSD와 우울증 모두에서 커다란 호전을 보여주었다. 만성통증과 물질오용은 측정되지 않았다. 우리 자신의 작업에서, 설명할 수 없는 만성통증, 피로, 우울증 그리고 주의력 장애를 특징으로 하는 걸프전 질환을 가진 재향군인에게만 작은 표본의 RCT(N=55)로 MBSR과 기존 치료를 함께 시행한 군과 기존 치료만 시행한 군에게 비교하였다(역자 주: 걸프전 질환(Gulf War illness)은 걸프전 증후군(Gulf War syndrome)으로도 부르며 1990년부터 1991년까지 이라크군이 쿠웨이트에서 철수할 때까지 참전을 하였던 미국 군인들이 귀국한 후에 겪은 만성, 다중적 신체 증상들을 일컫는다). 이들 중 82%가 PTSD의 진단기준에 해당되었다. 기준선에서 PTSD를 지닌 자들 가운데, PTSD 증상의 유의한 커다란 감소가 MBSR 프로그램을 마친 직후 MBSR군에서 대조군과 비교하여 일어났다. 6개월 후 PTSD의 호전은 통계적인 경향(p=.08)으로 유지되었다. 다른 증상들에 있어서 또한 MBSR에 할당된 군이 6개월 추적조사에서 통증, 피로, 우울증 그리고 자기보고 주의/기억의 감퇴를 측정하였을 때 중간에서부터 큰 효과 크기를 보여주었다. 이런 발견들은 연관된 임상적 상태를 이해한 강사가 표준적인 MBSR 형태로 가르친다면 MBSR을 여러 임상적 상태에 동시에 유익함을 줄 수 있다는 첫 번째 지지를 제공한다. 주요 발견들은 그림 2.4.에 요약되었다. 임의로 MBSR 또는 기존 치료에 할당하여 시간이 지나면서 5가지 결과에서 변화를 보여주고 있다.

요약

실제 인물을 두고 외상과 관련된 여러 쟁점을 소개하고 차례로 구성하기가 어렵기 때문에, 이 장을 마치면서 간단한 사례를 소개할 것이다. 그리고 어떻게 마음챙김 훈련이 다중 동반이환의 부담, 출석 문제와 증상의 완화에 도움을 주었는지 볼 것이다. Mr. H는 62세 비스페인계 백인 남성으로 30년간 결혼생활을 하였다. 작업 중 척추를 다쳐 PTSD가 생겼는데, 더 이상 일을 할 수 없게 되었다. 손상된 척추를 붙이는 수술을 받은 후 버스에 치이면 또는 천둥·번개가 자신을 치면 모든 게 잘 끝날 거라는 생각 같은 심각한 우울증, 자살에 대한 수동적 생각을 하면서 신중하게 만성통증을 다루었다. 그러나 자해를 하면서까지 가족들에게 상처 주는 것을 원하지 않았다. 신체적 통증, PTSD 증상 그리고 현재 상황에 대한 압박감을 느끼면서 이를 대처하기 위해 일주일에 몇 차례 심하게 술을 마셨다. 아버지는 심하게 자주 체벌을 하였고 누나와 여동생처럼 똑똑하지 못하고 게으르다는 말을 하였다. 사고 몇 년이 지나서 그는 가족들로부터 성미가 급하고 주변에 있지를 못한다는 말을 들었다. 일차의료 제공자(primary care provider, 역자 주: 미국에서는 일차 진료를 주로 의사가 하기도 하지만 간호사, 의사 보조사가 제공을 하기도 한다)가 MBSR에 의뢰를 하였다. 비록 처음에 그의 통증이 모두 그의

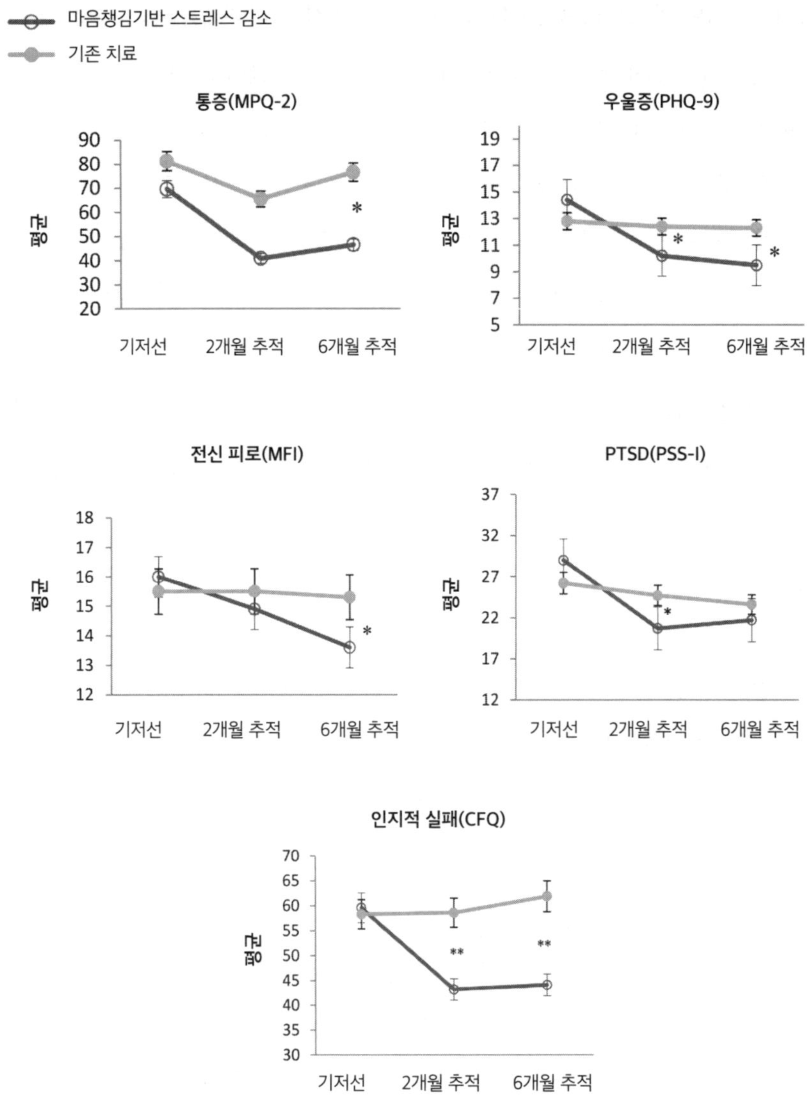

그림 2.4 걸프전 질환 재향군인들을 위한 마음챙김 스트레스 감소와 기존 치료에 있어 시간 경과 결과들(배정된 대로 분석)

* p<0.05, ** p<0.01 집단과 시간 상호작용의 유의성.

CFQ(Cognitive Failure Questionnaire, 인지적 실패 질문지), MFI(Multidimensional Fatigue Inventory, 다차원 피로 척도), MPQ-2(McGill Pain Questionnaire-2, 맥길 통증 설문지), PHQ-9(Patient Health Questionnaire, 환자 건강 질문지), PSS-I(PTSD Symptom Scale Interview 외상 후 스트레스 장애 증상 면담 척도; PTSD posttraumatic stress disorder 외상 후 스트레스 장애).

From "Mindfulness-Based Stress Reduction in Failure Among Veterans With Gulf War Illness" by D. J. Kearney, T. L. Simpson, C. A. Malte, B. Felleman, M. E. Martinez, and S. C. Hunt, 2016, The American Journal of Medicine, 129, p. 211. Copyright 2016 by Elsevier. Adapted with permission.

머리에 있다는 말에 생각도 하고 의심도 했지만 마음챙김 훈련을 다른 치료들에 대한 곁들여서 추가할 만한 가치가 있다는 말에 결정을 하였다. MBSR 집단에서 6개월을 지낸 후 다음과 같이 말하였다.

> 나는 만성적인 척추 통증으로 단지 조금만 구부릴 수 있을 뿐이라고 확신하였다. 단지 이런 방식으로만 조금 움직일 수 있고 더 이상 할 수 없음을 당신은 반드시 알아야만 할 거라고 생각했다. 당신은 반드시 우리가 이것을 할 수 없다고 알아야 한다.

그러나, 이어서 다음과 같이 말했다.

> 내가 스트레칭과 다른 운동을 시작하면서, 실제적으로 돌아다닐 수 있다는 것을 알게 되었다. 그래서 체육관을 등록하였다. 체육관에 매일 아침 여섯 시에 가서 스트레칭을 하고 그 같은 운동을 한다.

부가하여, 그는 "천천히 내려놓으며 이런 진행을 생각한다. 바로 지금 이런 식으로 다루면 될 뿐이다"라고 배웠다고 하면서 다음과 같이 주목하였다.

> 부인은 내가 많이 차분해졌다고 말했다. 실제적으로 그렇게 느꼈다... 명상 때문에 천천히 하였다. 나는 잘라낼 수 없는 마음이 있다... 불안이 너무 심해서 침대에서 뛰쳐나오며 그리고 피부 밖으로 뛰쳐나가야 된다고 느꼈다. 지금은 이런 일이 없다. 그렇다. 그래서 잡동사니가 생각나지만 예전같이 생각하지는 않는다. 실제적으로 앉아있으면서 이것 또는 저것을 해야만 된다는 생각을 하지 않는다.

PTSD, 통증, 우울증 또는 음주에 대해 어떤 변화를 알아차렸는지에 대한 질문을 받고 아래와 같이 반응을 하였다.

> 아마도 좀 더 긍정적이 된 것 같다. 그러나 아니다. 실제적으로 붙잡을 수 있는 것은 어떤 것도 없다... 예외적으로... 내가 하고 있는 작업이 있을 뿐이다. 살아나갈 수 있는 능력... 어제 또는 내일에 대해 걱정할 필요가 없다는 것을 알게 된 능력. 오늘 그리고 지금 여기서 살아나갈 뿐이다. 그래서 내가 성취한 바는 매우 크다.

그는 또한 음주를 다룰 수가 있어서 두세 번 정도 한두 잔을 마실 뿐이며 더 이상 통증 또는 부정적인 느낌을 대처하기 위해 술을 마시지 않는다고 한다.

요약하면 우울증, 물질오용, 만성통증 그리고 기능성 신체 상태들은 흔하게 PTSD와 함께 발생하고 많은 환자들이 마음챙김 기술에 접근해서 적용할 수 있다. 이 장에서 공통된 주제는 마음챙김 연습이 어려운 증상 또는 감정과 관련하여 전환시킬 수 있는 방식을 제공한다는 점이다. 이 장을 통해 MBI가 어떻게 환자들이 신체적 그리고 정신적 건강에 도전을 받으며 악화될 수 있는 그래서 피할 수 없이 매일 부딪치는 스트레스 변동을 관리하는데 도움을 받을 수 있는지 논의하였다. 또한 MBI가 여러 정신의학적 상태와 만성통증 증후군을 악화시킬 수 있는 반추와 파국이란 도움이 되지 않는 순환을 중단시키는데 실제적인 기술로써 기회를 줄 수 있는지 논의하였다. 또한 MBI가 증상의 의미에 대한 믿음을 검사하여 새로운 방식을 이끌고 기능성을 향상시킬 수 있는지에 대해 정보를 제공하였다. 비록 마음챙김 연습이 "치료" 자체는 아니지만 주체 감각을 증가시켜서 각 상태와 연관된 고통과 비탄의 수준을 낮출 수 있다(역자 주: 주체 감각(sense of agency)이란 자신의 몸이 움직이는 것을 인지하는 것이다. 예를 들어 이상이 생기면 조현병에서의 사고 주입, 조절 망상 등과 같은 양성증상과 관계있다고 설명한다). 이 책 제1부를 마무리하면서 외상 후에 흔하게 발생하는 상태들의 풍경에 대해서 좀 더 커다란 지식을 제공하려는 의도가 있었다. 그리고 증가된 마음챙김이 어떻게 유익한지를 함께 기술하였다. 제2부에서 실제적인 고려들로 이동한다. 3장에서는 그룹 셋팅에서 어떻게 효율적으로 관리하고 가르치는데 있어 중요한 측면들을 논의하고 4장에서는 외상이 지속되고 있는 사람들에게 어떻게 특별한 마음챙김 연습을 가르칠 수 있는지에 대해 실제적인 의견을 제안하다.

제 2 부

실제적인 고려들

3. 외상 경험자에게 마음챙김에 기반한 개입 적용을 위한 실제적인 고려 사항

이 장에서는 외상 후 스트레스 장애(posttraumatic stress disorder, PTSD)와 흔히 동반되는 상태를 가진 개인들에게 마음챙김 집단을 촉진하는 지침을 제공한다. 우리는 10년 동안 재향군인병원 보훈부 의료 센터의 환자들에게 마음챙김기반개입(mindfulness-based intervention, MBI)를 적용하였던 경험과 문헌 검토를 기반으로 권고 사항을 작성하였다. 다양한 환경에서 이용할 수 있도록 제작되었다. 이 장에서는 의뢰, 오리엔테이션 회기의 구성, 등록 기준과 첫 회기에서 다루어야 할 유용한 쟁점에 대하여 일반적인 권고 사항을 제공한다. 뒤이어 외상 병력을 가진 집단의 역동을 다루는 것을 공유할 것이다. 주목하라. 이 장과 다음 장에서 *집단 지도자*, *치료사*, *촉진자* 그리고 *교사*라는 용어를 상호 호환적으로 사용한다. 마찬가지로 *수업*, *회기* 그리고 *집단*도 서로 교체가능하다. 마지막으로, 지속적인 외상 병력을 가진 사람들에게 마음챙김 집단을 지도할 때, 흔히 마주치는 실제적인 임상적인 쟁점들을 강조하면서 성찰과 제안으로 결론을 맺는다.

사전 고려 사항: 집단 구성, 참가 자격, 의뢰, 오리엔테이션 및 초기면접 절차

마음챙김 집단을 만드는 각 과정에 세심한 주의를 기울이면, MBI가 성공할 가능성이 높아진다. 여기에 기술한 쟁점들은 참가자들의 임상적 맥락에 따라 달라

질 수 있다.

집단 구성

우리는 PTSD, 만성통증, 우울증 등의 다양한 임상 문제를 가진 사람들로 구성된 집단에게 MBI를 제공해 왔다. 어떤 상황에서는, PTSD의 형태이건 또는 외상과 관련된 상태이건 외상의 후유증을 겪고 있는 개인을 위해 특별히 고안된 MBI 과정을 제공하는 것이 타당하다. 하지만 또 다른 상황에서는, MBI 과정을 모든 사람들에게 개방할 수 있고, 이때에는 외상에 큰 영향을 받은 사람과 받지 않은 사람 모두 참여하게 된다. 외상 병력이 있는 사람으로만 집단을 구성하면 PTSD 맞춤형으로 유익한 교육을 만들 수 있는 장점이 있고, 다양한 사람이 참여하는 집단에서는 서로의 경험을 공유함으로써 PTSD 증상이나 후유증을 해결하려는 시도보다는 직접적으로 마음챙김을 학습하는 데 중점을 두게 된다. 우리는 배제 기준에 해당하지 않는 한, 의사가 의뢰하거나 환자 스스로 등록한 PTSD 환자를 모두를 등록하였다. 아래의 배재 기준으로 했을 때 안전이나 부작용과 연관성을 발견할 수는 없었다. MBI의 수용 가능성은 제공하는 상황에 영향을 받았다. 우리의 경우, 대부분의 환자들이 만성 PTSD를 가지고 있으며, PTSD에 대한 사전 교육을 받았고, 다른 형태의 치료에 적극적으로 참여하고 있는 통합적인 건강관리 체계 내에 있었다. 우리는 전문 치료와 연계하여, 환자가 스스로 치료에 참여할 수 있는 기회를 장려하는 환자중심치료 모델(patient-centered care model), 환자주도치료 모델(patient-drven care model)과 더불어 자가의뢰를 허용하는 것을 고려하였다(Krejci, Carter, & Gaudet, 2014). 위 내용은 환자 의뢰와 집단 구성에 관한 관점을 제공하기 위한 것이며, 임상 상황에 따라 달라질 수 있다.

참가 자격

특정 진단이나 치료에 초점을 맞추지 않았다면, 일반적으로 MBI의 참여 기준은 포괄적인 것이 좋다. MBI가 신체적, 정신적 건강을 포함하여, 다양한 상태에 유익을 제공한다는 근거들이 증가하고 있다. 사람들은 보통 광범위하고 겹치는 신체적, 정신적 건강 문제를 가지고 있기 때문에, MBI의 참여 기준을 포괄적으로 하는 것이 개인의 요구에 잘 부합할 것이다. MBI를 정신건강적 치료가 아닌 건강 증진이나 자기 관리 활동으로 분류한다면, 정신건강적 치료 낙인으로부터 MBI에 참여하는 데 도움이 될 수 있다(Dutton, 2015). 한편, 다른 맥락에서는 마음챙김기반개입을 특정 질환에 대한 치료의 형태로서 제공하는 것이 가장 효과적일 수도 있다.

일반적인 MBI의 참가 자격은, 오리엔테이션 회기에 참석 후 참여하려는 의지가 있고, 다음 배제 기준에 해당하지 않는다면 모두 허용하는 것이 좋다. 배재 기준은 (1) 활동적인 정신병적 상태, (2) 조증을 동반한 잘 조절되지 않는 양극성 장애, (3) 약물사용 장애 또는 알코올사용 장애(안전 문제가 우려되거나, 약속을 지키지 못할 가능성 있는 경우) (4) 자살 시도 또는 생각, 지난달 자해 또는 정신과 입원(이들을 위해 적절한 안전 모니터링이 특별히 제공되지 않는 경우) 그리고 (5) 정신적 외상 후 즉각적인 위기 단계이다(Magyari, 2015). 마음챙김을 익히는 것이 배제 기준에 속하는 개인에게도 도움이 될 수 있지만, 일부 기준은 집단 활동을 방해하거나 더 철저한 안전 모니터링이 필요할 수 있으므로 제안하였다.

마음챙김 집단에 의뢰

환자를 MBI에 의뢰하는 의료인은 환자가 프로그램에 등록하도록 설득할 필요가 없다. 단지, 오리엔테이션에 참석하도록 격려하고, 프로그램에 대한 일반적인 설명을 하면 된다. 이후에 환자는 MBI가 자신에게 적합한지 결정할 수 있다. 호흡명상을 통해 마음챙김을 배우는 것은 스트레스를 줄이고 증상을 관리하는 데 도움이 된다는 설명은, 의뢰 전에 수용력과 관심을 측정하기에 충분하다. 많은 환자들이 스트레스가 전반적인 증상을 악화시킨다는 사실에 공감하므로 이것을 유용한 진입점으로 이용할 수 있다.

PTSD 환자를 의뢰하는 의료인은 환자에게 MBI 집단에서 자신의 외상에 대한 이야기를 할 필요가 없음을 알려주는 것이 좋다(Magyari, 2015). 의뢰자는 환자에게 MBI 참여에 대해서 우려가 있는지 물어봐야 한다. 많은 PTSD 환자가 MBI

에 참여할 의사가 있지만, 그 중의 일부는 몇몇 이유로 집단 프로그램에 참여하기를 꺼린다. 여기에는 개인의 안전이나 정보 공유에 대한 우려, 짜증나거나 화를 내는 경향 등의 감정 조절에 대한 걱정, 명상에 대한 두려움이나 자신의 생각과 감정을 지켜보는 것 등이 포함될 수 있다. 의뢰인은 환자가 걱정을 털어놓도록 도와줄 수 있다. 또한 이러한 우려에 대하여, 의뢰인은 환자와 MBI 팀과 협력하여, 환자의 우려가 현실화될 경우에 잘 대처하도록 도와줄 수 있다. 덮어놓고 괜찮다고 하기보다는, 환자-긍정적 접근법을 취하는 것이 좋다. 의뢰자가 환자와 지속적으로 만나는 경우에는, 환자가 MBI에서 배운 새로운 경험과 관점을 통합할 수 있도록 정기적으로 확인하는 계획을 세우는 것이 도움이 될 수 있다. 또는 동의서를 받고, MBI 지도자가 필요시 의뢰자에게 자문을 구할 수도 있다 (Magyari, 2015).

오리엔테이션 회기

오리엔테이션 회기 MBI 프로그램이 자신에게 적합한지를 결정하는 데 도움이 되고, 프로그램에 대한 이해도를 높여서 집단의 탈락을 줄일 수 있다. 우리는 MBI 시작 전에 PTSD 환자를 대상으로 개별 대면 오리엔테이션 회기를 실시하지 않았지만, 이러한 개별 오리엔테이션은 신뢰 구축에 도움이 된다(Dutton, 2015; Magyari, 2015). 오리엔테이션 회기는 집단에서 탈락 가능성을 최소화한다. 오리엔테이션 회기는 집단을 이끌 교사 또는 치료사가 진행하는 것이 바람직하며, 이는 잠재적 참가자가 집단 지도자와의 관계를 형성하고 프로그램이 자신에게 적합한지를 결정하는 데 도움이 된다. 오리엔테이션 회기는 MBI가 전통적인 심리치료와는 달리, 증상 감소를 주목표로 하지 않는다는 것을 명확히 할 수 있는 기회를 제공한다. 물론 증상 감소가 동반될 수 있지만, MBI의 주요 관심은 자신의 생각과 감정을 관찰할 수 있는 능력 향상, 반응성에 대한 자각, 반응성 패턴에서 벗어나기, 자기연민과 친절에 대한 능력 개발을 통해 개방성을 키우는 것이다.

MBI 팀과의 첫 번째 만남은 모든 참가자에게 분위기를 만들고 신뢰를 구축하는 데 중요하다. 현저한 외상 병력이 있는 환자에게 첫인상은 더욱 중요하다. 익숙하지 않은 상황에 들어가기 어려우며, 무질서하거나 MBI 팀원의 조율이나 이해력이 부족하다고 인식되면, 지속적으로 참여하지 않을 수 있다.

초기면접 절차

우리는 자기 관리와 웰빙을 증진시키기 위해 보조적으로 MBI를 적용하므로, 공식적으로 심리사회적 문진은 하지 않는다. 환자 스스로 알려주지 않는다면, 환자의 외상에 대해 자세한 내용을 알 수 없다. MBI 동안 참가자가 자신의 외상과 관련된 내용을 집단 구성원들과 공유하는 일은 흔치 않다. MBI에서는 경험에 대한 주의를 기울이도록 권장하며, 현재 순간의 경험과 관련이 있다면 외상과 관련된 내용을 공유하는 것이 적절할 수 있다(Magyari, 2015). 따라서 MBI 교사는 어떤 환자가 외상 병력을 가지고 있는지 꼭 알아야 할 필요는 없으며, 각 참가자가 어려움을 겪었을 가능성이 있고, 상당한 강점을 가지고 있다고 가정하고 모두에게 접근한다.

신뢰를 쌓고 예측 틀을 만들기: 초기 첫 몇 회기

외상 생존자들에게 신뢰감을 주는 것은 매우 중요하다. 안전감과 예측가능성을 촉진하는 방식으로 MBI를 제공하면, 외상 생존자들은 그들에게 새롭거나 다소 어려울 수 있는 마음챙김 훈련에 더욱 적극적으로 참여할 가능성이 높아진다.

참가 지침

마음챙김 집단을 만들 때, 집단 구성원들이 자신과 타인의 이야기가 허용되고, 말하지 않는 것 또한 허용되며, 질문이나 조언, 관찰이 지지적이고 비판단적인 방식으로 수용된다고 느끼는 것이 중요하다. 또한 개인이나 집단이 주제를 벗어나거나 조언하는 방식으로 흐르지 않도록 해야 한다. 명확한 기대치를 설정하는 것은 모든 참가자에게 도움이 되지만, 특히 신뢰에 어려움이 있거나 새로운 환경에서 불안해하는 사람들에게 중요하다. 이 회기와 다음 회기에 걸쳐서, 집단을 신뢰의 그릇(container)으로 설립하는데 도울 수 있는 예시와 접근 방식을 소개한다.

회기에서는 참여 지침을 검토하는 것이 중요하다. 설명 3.1.이 예이다. 지침의 목적은 그 집단에 대한 기대치를 정하고 참가자가 신뢰할 수 있는 집단 규범을 만드는 것이다. 다루는 주제로는 출석, 의견 공유 여부, 비밀 보장과 다른 집단 구성원과의 상호작용에 대한 지침 등이 있다.

수업 규칙

Parker J. Palmer(2009)는 다음과 같이 간단히 수업의 규칙을 정리하였다. "고치려고 하지 말 것, 구해주려 하지 말 것, 조언하지 말 것, 서로를 바로잡으려 하지 말 것" (p. 115). 첫 번째 회기에서 이러한 지침을 함께 검토하고, 조언하지 말 것을 강조한다. 마음챙김 수업에서 참가자가 다른 사람들에게 조언하기 시작하면, 이 지침을 다시 언급하도록 한다. 간단하게 "다른 사람들을 바로잡으려고 하지 맙시다."라든가 또는 "배려와 우려에서 조언을 하셨군요." "각자가 스스로 자기 안에서 길에서 찾는 편이 도움이 됩니다."라고 넌지시 말한다. 일부 참가자에게는 MBI가 매우 색다른 경험이 될 것이며, 조언을 삼가는 것이 어려울지도 모른다. 특히 불편함을 피하거나 다른 사람과의 관계를 위한 수단으로 조언을 이용하는 참가자들에게는, 조언을 참는 것이 어려울 수 있다. 이 시점에서 교사가 부드럽고 지속적으로 명확하게 선을 그어주고, 괴로움은 "고칠" 필요가 없으며, 견딜 만하다는 생각을 심어주는 것이 중요하다.

표준 의료를 보완하는 마음챙김 훈련

우리는 마음챙김 훈련을 통상적인 치료로 대체하기보다는, 보조적으로 이용하는 것을 제안한다. 오리엔테이션과 첫 수업에서 이 주제를 다룰 수 있다. 참가자들에게 본인의 주치의와 원래 치료 계획과 마음챙김 훈련이 어떻게 조화를 이룰 수 있을지 논의하는 것을 권장한다. 이런 설명을 통하여, 환자는 마음챙김 훈련이 주치의와 분리될 수 있다는 두려움이나 자신의 문제를 모두 해결해 줄 거라는

설명 3.1. 참가 지침

1. **수업 시간을 지켜 주십시오.** 우리는 수업 시간에 많은 것들을 다룰 것이므로, 지각을 하면 중요한 내용을 놓칠 수 있습니다. 그러나 혹시라도 늦으신다면, 조용히 들어 오십시오. 회기를 놓치는 것보다는 늦는 것이 낫습니다.
2. **숙제를 하십시오.** 수면 시간이 다소 줄어든다고 하더라도, 정규 훈련을 위해 매일 30~45분을 확보하십시오. 많은 사람들이 45분의 명상에서 수면 이상의 효과를 얻었습니다.
3. **비밀을 지켜주십시오.** 집단 내에서 다른 사람들이 이야기한 내용은 반드시 비밀로 지켜주십시오. 자신의 경험은 집단 밖에서도 자유롭게 토론 할 수 있습니다.
4. **도와주려는 마음은 좋지만, 다른 사람을 고치려고 하지는 마십시오.** 가장 이상적인 것은 존중하고 배려하는 환경입니다. 우리는 가만히 들어줌으로써 서로를 돕습니다. 조언이나 상대방의 문제를 해결해 주려고 하지는 마십시오. 가장 혁신적인 학습은 각자가 자신의 깨달음에 이를 때 생겨납니다. 우리는 개개인이 모두 "반드시 해야 할 것"과 "하지 말아야 할 것"을 넘어서, 매 순간 자신에게 참다운 것을 볼 수 있는 환경을 만들려고 노력할 것입니다.
5. **지금 이 순간에 집중합니다.** "나" 전달법으로 몸과 마음에 느껴지는 것들에 대해 표현해보고, 현재에 머무릅니다. 예를 들면, "나는 지금 가슴이 답답해서 당장 수업을 떠나야겠다는 생각을 알아차립니다." "나는 숨을 못 쉴 것 같은 느낌이 듭니다."라고 말합니다. 이야기하는 것을 자제시킬 것입니다. 이야기 대신에 지금 여기서 경험하고 있는 것에 집중합니다. 예를 들면, "지금, 나는 다리가 저린 것을 알아차립니다."라고 말합니다. 이 수업에서 가장 중요한 것은 바로 이 순간 당신의 경험입니다.
6. **걱정거리를 알려주십시오.** 어려움이 있으면 교사에게 알려주십시오. 집단에서나 개인적으로 교사에게 말씀드릴 수 있습니다. 수업 전후 또는 전화로 가능합니다.
7. **집단 활동에 대한 예의를 지켜 주십시오.** 결석하거나 조퇴하는 경우, 강사나 운영진에게 미리 알려주십시오.
8. **수업 중에 휴대폰을 꺼 주십시오.** 이 수업은 주의 집중을 설정하고 유지하는 것이므로, 휴대폰 통화나 문자 메시지, 이메일은 수업에 지장을 줍니다. 특히 안내 명상 연습중에는 주의해 주십시오. 당신은 개인적인 시간에 수업에 참석하며, 수업은 당신 일상의 작은 수련에 해당합니다. 수업을 시작하기 전에 꼭 필요한 전화나 문자, 이메일을 확인하십시오.
9. **방문객을 데려오지 마십시오.** 수업에 등록하지 않은 배우자나 친구를 데려 올 수 없습니다.

참조. Data from Santorelli, Meleo-Meyers, and Koerbel (2017).

생각을 내려놓고, 보다 현실적인 기대를 가지고 마음챙김기반개입에 참여할 수 있다.

통상적인 치료를 구성하는 것은 의료 환경에 따라 매우 다양하다. 일부 통합적인 의료 환경에서는 환자가 이용할 수 있는 자원이 풍부한 반면, 그렇지 않은 경우도 있다. 일부에서는 외상 후 스트레스 장애나 유사 상태에서 정신적 혹은 감정적 문제를 해결하기 위해 지역사회 또는 병원 기반의 MBI에 참여하는 것이 유일한 방편이기도 하다. 따라서, 우리는 표준 치료가 필요한 참가자들을 위해서 MBI 교사들이 지역 사회 내에서 정신 건강이나 약물 남용 지원 목록을 가지고 있기를 추천한다.

수업 참석

피치 못 할 사정 때문에 늦는다면, 가능한 조용히 눈에 띄지 않게 수업에 들어오는 것이 좋다. 그러나 때로는 누군가 늦게 들어오는 것이 개개인의 반응 패턴을 자각할 수 있는 기회가 되기도 한다. 판단?, 호기심?, 연민?, 무엇을 경험하였나요? 이런 식으로 늦게 도착한 참가자들의 불가피함이나 불편함을 수업 주제에 배정하고, 이것을 학습 기회로 삼을 수 있다. 포괄적인 관점으로는 MBI 수업을 참가자들의 마음과 몸을 위한 실험실로 생각하도록 초대하는 것이다. 외상 병력이 있는 사람들은 작은 소음에 깜짝 놀라거나, 무례한 행동이라고 인식해서 짜증을 내거나, 예측할 수 없는 것으로 불안해 하고, 다른 사람들이 수업에 늦을 때 힘들어할 수 있다. 늦은 사람에게도 마찬가지로 주목할 만한 생각과 감정이 있을 수 있다. 사람들에게 이러한 상황에서 발생한 것들을 자각하고, 호기심, 개방성, 그리고 연민을 가지고 대할 것을 권한다. 이런 식으로 참가자들은 수업에서나 일상생활에서 자극적인 도전에 직면할 때 평정심을 유지하는 역량을 쌓도록 권한다.

사람들이 수업 중에 많이 오가게 되면, 수업의 흐름이 끊어지고 참가자들의 응집력과 신뢰감이 떨어질 수 있다고 설명하는 것이 도움이 된다. 또한 출석도 다른 사람들을 위한 지원과 관용에 해당한다고 설명할 수 있다.

노력과 책임을 권장하기

마음챙김 교사는 참가자들에게 수업을 자신에 대해 배우고, 오래된 습관 패턴을 바로 잡는 소중한 기회로 삼아보라고 권한다. 교사는 마음챙김 훈련의 중요성에 대해 자신의 경험을 말하고, 지속적인 노력이 어떻게 인생의 어려움을 헤쳐나가는 데 도움이 되었는지 반영하는 것이 좋다. 참가자들에게 수업을 진행하면서 교사도 마찬가지로 같은 훈련을 할 것이라고 알리는 것이 도움이 될 수 있다. 마음챙김 훈련의 결과가 빨리 나타나지 않고, 연습이 힘들 수 있음을, 교사들은 운동하는 것과 비교하여 설명하기도 한다. 예를 들어,

> 우리가 근력을 키우려고 한다면, 운동을 시작하고 2~3주 안에 이러한 변화가 나타날 것이라고 기대하지 않습니다. 근력을 키우는 데는 훨씬 더 오래 걸리니까요. 이런 식으로 마음챙김 훈련을 하는 것은 운동하는 것과 같습니다. 어떤 종류의 힘이나 능력을 키우려면 적어도 몇 주가 걸릴 것입니다.

이 예시에서 교사는 참가자에게 성과를 확인하기 전에 단기 기대를 버리고, 최소 8주의 훈련을 하도록 조언한다.

수업을 빠지게 될 경우에는, 책임감을 높이기 위해서 미리 출석부에 "결석 예정"을 표시하도록 한다. 첫 수업에서는 전 과정의 기초를 다루므로 반드시 참석하도록 권하며, 초기 수업에 참석할 수 없는 경우에는 다음 기회에 등록하도록 한다.

위의 예시는 마음챙김 수업에 대한 책임과 노력을 키우기 위한 방편이다. 우리는 마음챙김 교사들이 그들의 수업에 참여하는 사람들에게 적절한 노력과 참여의 중요성을 강조하는 자신만의 방법을 찾도록 제안한다.

수업에 대한 기대를 최선의 노력에 대한 인정과 균형 맞추기

참가자가 수업 시간에 맞추어 오고 매일 훈련 시간을 마련하는 것과 함께, 교사는 "할 수 있는 한 최선을 다하도록" 격려해야 한다. 따라서 교사는 수업 구조에 어느 정도의 규율이 필요하다는 것을 인정해야 하지만, 친절과 비판단적 태도를 따르는 것이 중요하다. 참가자들이 최선을 다하도록 격려해야 하지만, 수업의 기준에 도달하지 못하더라도 너무 강요하지는 않는다. 이러한 변증법적 논리를 유지하는 것은 현저한 외상 병력을 가진 사람들이 달성 할 수 없는 기준을 지키려 하거나, 회피하려는 대처 방식을 보이는 경우에 특히 중요하다.

참가자에게 마음챙김이 초기에 스트레스를 증가시킬 수 있다고 조언

어떤 사람들은 수업이 시작되면, 자신의 스트레스가 즉시 감소할 것이라는 기대를 가진다. 하지만 이런 경우는 드물다. 생각이나 감정, 신체 감각에 대한 자각이 높아지면, 때때로 스트레스가 증가한다. 이 가능성을 참가자에게 직접적으로 설명하기 보다는, 수업 중에 스트레스의 증가에 대해 언급하는 경우, 집단에서 토론할 수 있도록 유도하는 것이 좋다. Kabat-Zinn(2005)은 *Full Catastrophe living*(역자 주: "마음챙김명상과 자기치유"로 번역되었음)에서 "스트레스 감소 프로그램에 참여하는 것이 스트레스가 될 수 있다"(p.2)고 했다. 이러한 방식으로 참가자들은 기대치를 재조정하고 다가올 도전과 기회에 대비할 수 있다.

PTSD를 가진 사람들에게는 스트레스나 증상의 증가가 정상적이며, 뭔가 잘못되었다는 표시가 아님을, 또는 그들이 훈련을 제대로 하고 있다고 알려주는 것이 특히 유용할 수 있다. 이러한 문제가 발생하면 참가자들에게 어떤 일이 일어나는지 알아차리고, 호기심을 가지고, 어려움과 관련한 새로운 대처 방법을 배우는 귀중한 기회가 될 수 있다. 교사는 "지금 당신의 몸에서 무슨 일이 일어나고 있습니까, 어떤 기분이 듭니까, 이런 감각이나 기분들을 친화적으로 지낼 수 있습니까?"와 같은 조심스럽고 구체적인 질문을 통해 경험에 대한 질문들로 안내할 수 있다(Magyari, 2015, p.147). 이러한 것들은 조용할 때나, 의식적으로나 무의식적으로 피했던 생각과 느낌과 관련된 시공간에 있을 때, 불안하고 힘들 수 있지만,

참가자들에게 괜찮다는 것을 상기시켜 준다. 다음 장에서는 PTSD 또는 외상 병력과 관련하여, 구체적인 마음챙김 훈련으로 정좌명상, 걷기명상, 운동 명상 그리고 자애명상 등에 대해 다룬다.

마음챙김 접근법을 명확히 설명하고, 다른 지지적 또는 과정 지향적 접근법과 비교

많은 집단의 포맷은 참가자들의 삶에서 지금까지 일어난 일을 토론하고 진행하는 방식으로 이루어진다는 점을 인정하는 것이 도움을 줄 수 있다. 그래서 *이것은 가치가 있지만 이 수업의 목적은 아니라는 것*을 처음부터 주지시키는 것이 좋다. 대신에 수업 방식은 현재 순간의 경험에 대해 더욱 잘 인식할 수 있는 마음챙김에 대해 배우고, 토론하고, 훈련하는 것이다. 일부 교사들은 요점을 강조하기 위해 "MBI는 집단정신치료나 지지 집단이 아닙니다. 일종의 정신 훈련으로, 모든 참가자가 함께 훈련을 합니다."라고 말하기도 한다. 참가자들은 다소 놀라기도 하고, 일부는 안심하기도 한다. 수업 중에 상대방의 이야기를 들을 수도 있지만, 반드시 가져야 되는 것은 아니라고 설명을 한다. 참가자들이 이해를 하면 "그릇(container, 역자 주: 감정을 담는 공간)"을 확립하는 데 도움을 줄 수 있다. 그렇다고 반드시 떠맡을 필요는 없다고 전한다. 이것은 PTSD나 관련 상태에 있는 이들에게 자신의 외상과 관련된 내용을 공유할 필요가 없다고 안심시키는 데 도움이 된다.

읽기 자료

숙제와 관련하여 책이나 읽을거리를 제공하는 경우에는, 명상 훈련이 주가 되도록 하고 읽기 자료는 보조적으로 사용하기를 권한다. 읽기 자료가 도움이 될 수는 있지만, 대부분 사람에게는 수업 이외 활동에 사용할 수 있는 시간이 매우 제한적이다. 또한 마음챙김은 훈련을 통해서 경험적으로 배우는 것이므로, 책 등의 읽기 자료는 수업 후에 더욱 자세한 내용을 알고 싶은 경우에만 추가로 이용하도록 한다.

집단 포맷

외상 병력이 있는 많은 사람들은 집단에 참여하는데 두려움을 가지고 있어 수많은 다른 사람들과 접촉을 하게 될 때 그들 모두가 모르는 사람이 아니더라도 대다수 모르는 사람들이므로 필연적으로 공포가 수반 된다. 다른 사람들에 대한 외상경험을 가진 사람들은 알지 못하는 다른 사람들과 접촉 하는 것에 특히 스트레스를 느끼고 힘들어할 수 있다. 우리는 집단 치료 강사들이 많은 신입 회원들이 편치 않게 이방인처럼 느끼고 있다는 점을 기억하는 것이 도움이 된다는 것을 발견하였다. 신입 회원들과 작업하는 강사로서 개인 회원들에게 결과적으로 지지적이고 도움이 될 수 있도록 집단을 건설해야 한다.

성장의 기회들

비록 집단 포맷이 수많은 어려움이 있을 수 있다 하더라도 그 또한 성장에 많은 기회를 제공하고 있다. 많은 사람들은 그 집단이 교실 안팎에서 연습하는 데 동기와 지지를 제공해 주고 있음을 발견한다. 예를 들어 집단이 방해를 하더라도 가끔 숙제를 주어 책임감을 배양한다. 이 집단에서의 공유 또한 많은 사람들에 있어서 치료적이 될 수 있는데 특히 신체적 그리고/또는 감정적 고통을 비슷하게 경험하는 사람들에게 더 그렇다. 집단 구성의 기회를 이용하도록 참가자들을 고무시키는 다른 방법은 마음챙김명상 형태로서 능동적 청취를 연습하는 데 참여할 수 있도록 초대하는 것이다. 강사들은 참가자들이 다른 집단 구성원들의 말을 경청하면서 그들에게 다가오는 것을 바로 알아차릴 수 있게 할지도 모른다. 참가자들 스스로 그들이 진짜로 듣고 있는지, 연습하는데 참여할 수 있도록 초대하는 것이다. 그렇게 함으로써 집단에서 일어나는 독특한 어려운 과정들을 활용하게 되고 성장의 기회로 삼게 되는 것이다. 예를 들어 참가자들은 다른 사람들을 판단하지 못하게 되거나 짜증이나 예민해지는 감정들을 한쪽으로 치워 버리는 식보다는 흥미로워하거나 이해할 만한 가치가 있는 사건으로써 이들 내면의 경험들을 자각 할 수 있도록 이끌어 나간다. 참가자들에게 그들이 교실 밖에 있을 때에도 사람들에 대한 비슷한 반응들을 경험하였다면 알아차렸는지 물어보는 것 또한 도움이 되기도 한다. 만약 그렇다면 이러한 반응들의 유형을 다루는 기회로써 마음챙김 집단에서 경험한 것을 사용해보는 것도 가능하지 않겠는가? 예를 들어 "짜증이 당신에게 일어난다는 것을 알아차린다는 것이 얼마나 대단한 일인가. 당신이 이 감정과 같이 머물 수 있고 그 감정에 대해 호기심을 보일 수 있나?"라고 물을 수 있다. 만약 교사가 하나 또는 두 명의 참가자들과의 상호작용에서 이와 같이 본보기를 보인다면 이 집단에 다른 사람들에게도 아주 유용한 예시로 작용할 것이다.

집단 운영과 참여의 촉진

가끔 마음챙김 집단 참가자들은 연습에 대한 그들의 경험을 공유하거나 다른 사람들의 관점으로부터 배울 수 있는 기회를 가지게 되는데 감사하게 된다. 그렇지만 마음챙김 집단에 부적절하거나 주제에서 벗어나는 방향으로 대화가 되면 많은 사람들이 신경 쓰이게 된다. 이런 관점에서 책임을 질 수 있는 집단으로 만들어져야 되고 확실한 구성으로 제공되는 것이 도움이 된다(Martinez et al., 2015). 수업 초기에는 강사가 대화를 중단시킬 필요가 있을 때는 그럴 수 있다고 집단 구성원에게 이야기하는 것이 도움이 된다. 예를 들어 사람들이 "그들의 이야기 속에" 존재 한다면 좀 더 그들의 몸을 통해 현재에 머물 수 있도록 하고 지금 이 순간 무엇을 경험하는지 느낄 수 있도록 이끌어 준다. 또는, 시간제한이나 학습 진행 과정에 맞추어야 하기 때문에 대화를 중단시키고 학습과정을 진행하게 된다. 초반에 이런 것들을 이야기 해놓는 것이 나중에 감정을 상하게 하는 것을 완화 시킨다. 부가적으로, 사람들에게 친절하면서도 방향을 전환시키고 위엄있는 매너로 즉시 사람들을 중단시킬 수 있는 기술이 필요하며 숙련된 질문을 사용한다. 만일 그들이 옆길로 새게 된다면 원래상태로 되돌려 놓는 간단한 구절들이 사용되는데 "우리가 이야기하고 있는 연습과정으로 다시 되돌아올 수 있겠어요?" "지금 하고 있던 이야기 주제로 돌아가는 것이 좋을 것 같아요" 또는 "말하는 것을 멈추기를 바랍니다"라고 한다. 방향을 제시해 주는데 두려워하지 않는다.

우리는 그들이 강사가 방향과 명료함을 만들어 주는데 감사하고 있다는 사실을 반복해서 들어 왔다.

몇몇 사람들의 경우는 집단에서의 공유가 불안을 야기시키는 경험이 될 수도 있다. 이러한 불안은 가끔 많은 사람들에게 학습과정을 침체시키기도 하지만 다른 사람들에 있어서는 비록 어려움을 경험하게 될지라도 조용히 머물 수 있는 동기를 가지거나 도전을 해봄으로써 이런 환경에서도 공유하는 방향으로 가는 것을 관찰을 할 수 있게 될지도 모른다. 우리는 공유하지 않으려는 참가자들에게는 더욱 빈번하게 공유하도록 제시한다. 강사들은 말하는 것이 불편한 사람들에게 이런 경향을 알아차릴 수 있도록 하며 그들이 편안함을 느끼는 영역에서 나오도록 제시하고 있다. 이것들은 그 집단이 안정된 상태에서 일어난다는 것을 상기시키는 것이 도움이 될 수 있다. 대다수 집단에서 말하기 좋아하거나 그렇지 않은 사람들이 구분되는데 모든 참가자들이 참여를 할 수 있는 한 가지 방법은 마음챙김을 연습하는 기회로써 집단적 대화를 이용한다는 사실을 제시하는 것이다. 만일 말하기 좋아하는 사람들이라면 말하고 싶은 욕구를 보도록 그리고 멈추면 어떻게 느끼는지 관찰할 수 있도록 격려한다. 그들은 무엇을 알아차리고 있나? 그와 반대로 집단 내에서 쉽사리 말을 하지 않은 사람들은 위험을 감수함으로써 그들의 자리를 차지하게 되는 기회로 삼게 되는 기본 틀을 형성하는데 도움이 될 수 있다고 격려한다. 이러한 격려는 부드러운 제안으로 되어져야만 하고 침묵을 유지하는 선택 또한 인정 될 수 있다는 것이다. 이런 연습은 가끔 처음에 말이 없는 사람들에 대해 종종 더 큰 안정감을 만들 수가 있다.

교실에 전원 참석하기

집단 지도자에 있어서 하나의 어려움은 참가자들뿐만 아니라 다른 사람들에게도 공유 할 수 있도록 조율해야 하는 것이다. 가끔은 한 사람이 고통스러운 이야기나 경험을 이야기하는 동안에 다른 집단 구성원이 괴로운 감정이나 기억을 경험할지도 모른다. 이것은 그 경험들이 그들 자신의 인생으로부터 비슷한 상황을 회상시켜 내고 공조하기 때문일 수 있다. 이것은 가끔 참가자들을 그들 자신의 경험 속에 잠시 머물면서 신체 감각을 느끼고 왜 이런 이야기들이 그들 내부에 특별한 감정을 불러들였는지 호기심을 고무시켜 주는 시간이기도 하다. 현재 이 순간 속에서 과거의 기억들이란? 지금 여기에서 생각들이란 무엇일까? 감정은 무엇을 불러일으킬까? 친절과 호기심과 자비로움을 가지고 더욱더 큰 영역의 자각으로 이러한 경험을 품는 것이 가능할까? 호흡과 신체에 기반을 두고 이러한 경험에 머무르는 것이 가능할까? 이러한 방법으로 강사는 집단 구성원들이 다른 사람들의 경험을 경청하면서 이해를 잘 할 수 있도록 도와줄 수 있다. 집단에서 발생 되는 어려운 문제들을 다루는데 이러한 방법의 사용을 제시하는 것은 외상 경험의 유무와 상관없이 집단 구성원들에 도움이 될 수 있다. PTSD 환자에서는 특히 중요한데 자극 촉발요인들이 습관적인 회피 반응과 조절되지 않는 감정적 반응들에 의해 반발을 일으킬 수도 있기 때문이다.

실제적 고려사항들

MBI에 기반을 둔 임상적 구성내용에 근거해서 개별적 특별한 구성원집단으로 수업을 진행하는 기회를 가질 수도 있다. 이것은 한 강사가 집단을 이끌어 나가는 능력 이상이 필요하다. 이번 장에서는 특별히 여성으로만 구성된 집단을 만들어 관찰한 몇 가지 사항들과 직원채용이 허용된다면 두 명의 강사로 운영되는 잠재적인 이점 등을 공유하려 한다.

집단 구성

몇몇 여성 참가자들은 여성으로만 구성된 마음챙김 집단을 선호한다. 남성과 같은 공간에 있기를 불편해하는데 특히 성적 외상을 경험한 경우에는 더욱더 그렇다. 마음챙김 집단에 참여한다는 것은 남에게 상처받기 쉬운 취약성을 갖고 있으며 약간의 불편감이 자연스럽고 괜찮다고 격려되기도 하지만 연습하기에 너무도 힘든 과정이라는 것에 요점이 있다. 그렇지만 많은 여성이 남성과 함께 집단에 참여하는데 아무런 문제를 보이지 않고 있으며 혼성 집단에 참여하는 것이 남성을 향한 회피적 형태를 다루는데 한 발 더 다가설 수 있는 것에 더 고무적이기도 하다. 이것을 뒷받침하는 것은 혼성 집단에 참여한 PTSD 여성들이 아주 잘 적응하고 있거나 PTSD 증상 완화라는 측면에서 남성보다 더욱더 낫다는 것을 보이는 근거들이다(Felleman et al., 2016). 대인관계의 외상 병력이 있는 여성들은 만약 그들이 개방적이고 이 단계에 들어갈 준비가 되어있다면 혼성 마음챙김 집단에 꼭 들어가길 우리는 제시한다. 그렇지만 환자가 처음부터 가장 어려운 스트레스의 근원을 직면하는 것은 필요하지는 않다. 혼성 집단이 제시되었을 때는 그 집단에 남성과 여성이 함께 할 것이라는 사실을 예비 교육 과정에서 분명히 해두어야 한다. 이런 방법으로 여성은 남성과 함께 마음챙김 집단에 참여할 준비가 되어있는지 현명한 결정을 할 수 있게 된다. 가능하다면 여성 전용 마음챙김 집단들도 또한 PTSD 여성들에 선택할 수 있는 옵션으로 제공되어야 한다.

촉진자들

전형적으로, 단독의 강사도 마음챙김 수업에 충분해 보인다. 그렇지만 15~25명의 구성인원들 같이 많은 집단과 작업을 하다 보면 제2의 강사가 참가자들을 개별적으로 체크 하는데 특히 움직임 연습할 때 도움을 줄 수 있다. 또한 많은 사람에 있어 강사의 가르치는 스타일이나 각기 다른 성격, 성별을 지닌 강사들로부터 마음챙김 수업을 듣는다는 것은 도움이 된다. 제2의 강사는 효과적으로 다른 강사가 이야기할 때 마음챙김 경청을 하도록 본보기를 보여주거나 주의를 가질 수 있도록 가르칠 수 있다는 또 다른 장점이 있다.

비록 몇몇은 여성 강사를 선호하기도 하지만 많은 사람들은 별다른 선호도를 보이지 않는다. 여성 전용 포맷에서 인간 관계 외상 경험 병력의 몇몇 여성에게는 그녀들의 불편감, 공포감, 불안, 또는 분노 같은 감정에 접근하는 기회를 가지는 이점도 있다. 그리고 이러한 상황에서는 여성 강사를 선호하고 있다. 다른 세팅에서는 남성 강사에서 보이는 장점을 가지고 있는데 그들은 마음챙김 자기성찰과 감동성을 본보기로 제공하는 데 도움을 주고 있다. 많은 남성들은 감정을 제한하도록 교육받아 왔으며 감정적 소통이 그들을 약하게 보이게 한다는 것을 믿도록 배워 왔다. 남성 강사가 일관되게 강하지만 마음챙김을 하고 감정적일 수 있는 것을 보여주는 것이 남녀 집단 구성원에게 아주 강력한 교정 렌즈를 제공하게 되는 것이다. 남성 강사들은 효과적으로 이성과 감성의 균형을 맞추어 가면서 그 시너지 효과로 명백하고 이해하기 쉬운 말들로 소통하는 것이 가장 효과적일 것이다. 일반적으로 집단과 연결하는 가장 효과적 수단으로 경험을 공유하는 마음챙김을 습득하는데 강조를 하고 있다. 우리는 정직, 성실, 진실을 담고 마음챙김 연습에 대한 직접적 경험 지식을 가진 교사들이 이 집단에서 쉽게 접근 할 수 있다는 것을 발견한다. 교사들이 각자 자신의 마음챙김 연습을 지속하는 데 도움이 되는데 그들 자신이 이해한 것을 (넘어서지 않고) 직접적으로 말하며 가르치고 있는 그 시간이 도움이 된다. 만일 강사가 때때로 마음챙김을 습득하는데 그 자신의 개인적 어려움을 공유한다면 마음챙김 습득과정을 공통으로 공유하는 경험을 통하여 집단과의 결속을 더욱 공고히 할 수 있다. 마음챙김 습득과정의 가장 강력한 방법의 하나는 마음챙김 존재 양식을 몸에 지닌 강사와의 상호과정을 통해서 될 수 있다. 만일 강사가 자연스럽게 온화함, 개방된 열린 마음, 호기심, 유머 그리고 수용을 몸에 지니고 있다면 이탈된 인생 경험들 사이의 간격을 연결해 주는 다리 역할로 도움이 될 수 있으며 강사와의 아주 강한 신뢰와 유대감을 느낄 수 있도록 배양될 것이다(Ahlin& Kjellgren, 2016). 우리는 강사의 자격과 특성들에 대해 5장에서 좀 더 자세하게 논의할 것이다.

마음챙김 습득과정에서 PTSD 환자들에 직면하는 어려움들

이 책의 일차목표 중의 하나는 외상환자들을 다루는 마음챙김 교사들이 PTSD 환자들의 임상 양상에 대한 지식을 습득하게 하고 어떻게 마음챙김 과정이 이 장애를 유지하는 몇 가지 기전에 적용할 수 있을 것인가에 도움을 주기 위한 것이다. 그렇지만 우리는 마음챙김 교사들이 교실 수업에서 PTSD 증상이나 PTSD 증상학의 임상적 용어를 사용한다거나 증상 완화를 위한 시도를 하도록 제시하지는 않는다. 그 대신에 마음챙김 과정을 습득하는데 초점을 맞추도록 제시한다.

예를 들어 과각성이나 감정적, 행동적 회피 같은 PTSD와 관련된 경험을 공유할 때 우리는 이러한 경험을 다루는데, 일상적 언어를 사용하도록 제시하고 있다. 생각, 느낌들 그리고 신체적 감각들을 알아차린다는 것과 같이 사실상, PTSD 환자들과 작업하는 우리의 경험으로 볼 때 "PTSD"라는 용어는 강사들이 거의 한 번도 사용하고 있지 않다.

참여하기

강사들이 PTSD 증상들에 회피가 포함되어 있다는 것을 이해하면 집단에 참여하게 하거나 공유하게 함으로써 집단 논의를 더욱 촉진 할 수 있게 하는 데 도움을 줄 수 있다. 참여하는 것에 저항을 일으키는 많은 이유가 있다는 것을 이해한다는 것 또한 도움이 될 수 있다. 다른 사람들이 나를 판단할까 불안한 이유도 있을 것이고 분노 반응을 조절할 수 없을까 봐 우려가 된다든지 경험이나 과정이 너무 극단적이어서 다른 사람들로부터 이해받지 못한다는 느낌들을 포함한 여러 가지 잠재적인 이유가 있다. 이러한 방법으로 개방되는 것은 깊이 내재된 편향성에 저항하는 것이라며 알아차리는 동안 공유할 수 있도록 격려하는 과정은 때때로 사람들이 참여하는 데 도움을 준다. 필요하다면 참여하지 않을 수 있는 옵션도 같이 제시될 때 공유하는 초대는 이루어질 수 있다. 판단 없이 참여하지 않을 수 있다는 것을 연습하도록 격려할 수도 있다. 용기를 보여주는 행동으로 참여하거나 또는 수업에 출석하는 틀을 갖추는 것 또한 도움이 될 수 있다.

느낌 다루기

몇몇 PTSD 환자들에 있어서는 감정적 무감각이 오랜 기간 PTSD 상태의 결과물로 나타날 수 있다. PTSD 환자들에 있어 참으로 감정표현불능증 또는 감정에 이름 붙이거나 인식하는 기능을 상실하였다는 것이 흔한 일이다(Frewen, Dozois, Neufeld, & Lanius, 2012). 그래서 강사들은 명상 연습을 지도할 때나 교실 수업을 진행할 때 특정한 기본적인 느낌과 감정 용어를 선택하는 것이 유용할 수 있다. 예를 들어 "당신의 아래쪽 등 부위로 주의를 움직여 보세요, 그러면 어떤 느낌이나 감정들이 일어나는지 알아차려 보세요. 슬픔이나 불안 같은 느낌인가요? 또는 안심이 되거나 만족한 느낌인가요? 그 느낌이 어떤 것이든 상관없이 그 느낌들을 알아차려 보고 아래쪽 등 부위로 다시 당신의 주의를 두어 보세요." 라고 한다. 감정적 무감각은 어떻게 마음챙김이 감정을 경험하는 기능을 향상하게 시키도록 이끌어 가는지 이야기함에 따라 외상 경험이 일어나는 결과로 생길 수 있어 사무적으로 감정 없이 대하는 것이 필요할 때가 있다. 이것은 참가자들이 연습의 합리적 이유를 이해하는 데 도움을 주어 연습을 지속하도록 동기를 부여하는 요인으로써 역할을 할 수 있게 된다. 환자들이 이름 붙이기 실험을 하고 느낌을 알아차리도록 격려하는 것이 유용한 방법이 된다. 강사들은 또한 PTSD 환자들에 수줍음이나 죄책감 같은 만연된 느낌들이 일반적이라는 것을 인식하고 있어야만 한다. 이러한 감정들이 경험될 때 그 감정들을 친절하고 자기연민으로 다룰 수 있도록 격려해 주고 그다음에 강사들은 재조명한다.

반응 알아차리기

과각성이나 과장된 반응들 또한 마음챙김 수업에서 때때로 분명하게 나타난다. 예를 들어 한 강사와 연관된 행동의 응급상황으로 병원 응급 체계를 불러야 하는 경우 많은 환자의 불안이 촉발된다. 수업 시간에 강사는 참가자들이 마음챙김 자각으로 신체와 마음속에 일어나는 경험들을 알아차리도록 안내해야 한다. 이 방법으로 배우는 경험을 하도록 사용된다. 등을 문 쪽으로 향해 앉아있다거나 그들 뒤로 다른 사람들이 걷기만 해도 불편함을 느끼는 사람들도 있기 때문이다. 어떤 사람들은 경계태세를 취하는 경우도 있고 모르는 사람들에 노출되는 것에 불편을 느끼는 사람들도 있다. 강사들은 이런 감정들을 어떻게 다루어야 하는지 방법을 제시해 주어야 할지도 모른다. 예를 들어 그 감정들이 들어오고 나감을 그냥 잘 주시하라고 하든지 교실을 떠나고 싶은 충동과 같이 그 감정들에 대한 반응하는 충동에 따라 행동하든지 지시할 필요가 있다.

집단 구성원들이 직면하게 되는 앞서 기술된 모든 어려움을 해결하는 데 있어서 마음챙김 훈련이 일상적인 도움 되지 않는 사고의 패턴을 어떻게 다루어 나가고 있는지에 대해 분명하게 어떤 연결이 되어있는지를 설명하는 것이 도움을 주는지 밝혀지게 되었다. 많은 수업 참가자들은 반추되는 사고나 우울과 마음챙김의 연결을 하는 데 있어서 강사의 도움에 많은 감사를 느낀다. 반추의 개념은 전형적으로 이 수업 과정의 초기에 다루어졌으며 자연스럽게 집단 토론에서 언급되는 내용으로 전 수업 과정을 통해 항상 강조되었다. 마음챙김을 배운 이후 우울의 재발이 현저하게 줄어들었다는 보고가 있는 과학 문헌을 간단히 살펴보면 더욱더 이 연습의 가치를 알게 되는 데 도움이 된다. 선천적으로 문제해결을 하는데 반추의 경향이 있다는 것을 알아차리도록 하며 이러한 "행위양식"에서 마음챙김 훈련을 통해 배양된 "존재양식"과 대조할 수 있도록 한다. 수업 과정을 통해 명상 훈련 하는 동안 구체적인 예시를 나타내는 것이 집단 참가자들이 옛날 형태의 유형에 빠져들 때마다 알아차리는 데 도움이 되고 참고 견디어 나갈 수 있도록 다른 대안을 제공하기도 한다. 반추하는 사람에게 판단하지 않고 내버려 두는 예를 들어 준다거나 자기연민을 하는 예를 들어 주는 것이 참가자가 자신에게 친절을 연습하는 데 도움이 될 수 있으며 부정적이고 모질게 자신에게 대하는 경향을 개선시켜 나가는 데 도움이 된다.

2장에서 기술하였듯이 PTSD 환자에서 가끔 한 가지 또는 그 이상의 정신적, 신체적 건강에 우려를 보이고 있다. 2장에서 제공된 내용은 마음챙김 강사들이 좀 더 집단 구성원들에게 직면 된 어려움을 이해하는 데 도움이 된다. 2장에서는 이론적인 합리적 근거는 물론 우울증, 만성통증, 신체화 장애와 물질 남용이 있는 사람들에게 마음챙김을 가르치는 데 있어 실제적인 안내를 제공하고 있다. 이 장에서는 PTSD 환자에 마음챙김을 가르치는 과정을 포함해서 부가적인 실제로 도움 되는 제안을 다루고 있다.

안전과 웰빙에 대한 노트

자살 성향의 환자들은 안전을 보장하도록 밀착된 관찰을 필요로 한다. 이것이 가능하지 않다면 앞서 언급했듯이 자살 사고나 의도가 있는 환자들을 집단에서 배제하는 것을 추천하고 있다. 정신건강 임상가가 직접 집단을 이끌어 가거나 각 환자들이 다른 형태의 정신적 치료를 받고 있다면 자살 사고가 진행되고 있는 환자를 포함 시키는 것도 적합하고 가능할지도 모른다. 이러한 접근이 MBSR에 참여한 자살 사고가 있는 환자들에게 안전하고 도움이 되었다는 근거가 있다(Serpa, Taylor, & Tillish, 2014).

강사는 참가자가 우울한지 매우 불안한지 인식해야만 하고 수업 이후에 그들을 확인해야 한다. 강사는 부가적인 지지를 받을 수 있는 다른 사람들과 연결시켜 주고 싶은 마음이 일어날 수도 있다. 예비 교육 과정에서와 마찬가지로 수업 과정의 초반에 환자들은 일어날 수 있는 문제들에 대해 도움을 받는데 치료사, 다른 집단들, 친구들, 가족들 같은 기존의 자원들을 이용할 수 있도록 설명돼야만 한다. 이전에도 언급되었지만 건강 관리 체계와 상관없는 강사들은 자살이나 위기 상황 웹 사이트나 콜 센터 요원들을 포함해서 지역사회의 정신건강이나 물질남용과 연계된 인적 자원들과 친숙해져야만 하고 부가적 치료나 지지를 할 수 있도록 자문하는 곳들을 제공할 필요가 있다.

중독과 생산적으로 작업하기

2장에서 언급되었듯이 어떤 수업 참가자들은 알코올이나 약물에 대해 이야기를 할지도 모르고 "정상적 기분"이나 무엇이든 느끼고 싶은 것 때문에 회피를 목적으로 이들 물질을 사용할지도 모르지만, 이것은 안전하다. 빈번하게 알코올이나 약물 또는 중독 때문에 의뢰하는 것은 필요하지도 않고 도움이 되지도 않는다. 그러나 정기적으로 중독의 역동을 자각할 수 있도록 공식적인 명상 수업에서 다루게 하고 일상생활에서 마음챙김 기술들을 적용하는데 토론하는 것이 자동으로 진행하는 정신적, 행동 진행 과정을 언제 어디서 그들이 취하고 있는지 수업 참가자가 인식하는 데 훨씬 더 도움이 된다. 예를 들어 불편감을 느끼며 머무르는 것을 배우는 수업 토론 중에 강사가 그들이 불편감을 회피하려고 과거에 사용했던 방법들을 회상해 보라고 물을 수도 있는데 여기에는 알코올이나 약물 사용도 포함될 수 있다. 그렇게 이야기하는 것은 이질적일 수 있는 부분들을 함께 묶는 데 도움이 되고 함께라는 추상적 생각들이 알코올과 약물문제의 오명을 벗는 데 도움이 되며 좀 더 자애롭게 되고 수치심을 덜 느낄 수 있도록 한다.

만성통증과 기대감

만성통증 환자의 마음챙김 작업에서 강사들은 통증 감소라는 현실에 대한 기대감을 다룰 필요성이 있다. 때때로 사람들은 "통증을 제거한다"라는 이야기를 듣고 MBI를 하기 위해 찾아오기도 한다. 이것은 가끔 가장 절망의 끝으로 이끌기도 한다. 마음챙김은 통증 자체가 아니라 통증에 대한 관계라고 강조를 한다. 만성통증과 연관된 MBI의 몇 가지 관념적 모델과 근거의 기본은 2장에서 다루었으며 명상 시 통증을 다루는 특별한 제안들은 4장에서 언급되었다.

요약

이번 장에서 우리는 외상 경험이 지속하는 사람들로 구성된 집단을 구성하고 이끌어 가는데 고려해야만 될 특별한 실제적 사항들에 대하여 기술했다. 우리는 의뢰된 사람들을 교육하고 집단에서 제외 대상을 적용하는데 필요한 연습들에 대해 그리고 가끔 집단 역동에서 일어날 수 있는 많은 문제에 대해 기술하였다. 또한 제시된 참여 원칙에 대해 그리고 신뢰를 담는 그릇을 만들어 내는 것들이 외상으로부터 생존한 사람 집단을 효과적으로 다루기 위해 교사나 치료사에 있어서 필요한 매우 중요한 문제들이라고 검토하였다. 우리는 지금 4장으로 가서 외상과 관련된 문제들이 뚜렷이 보이는 사람들에게 가르치는 특별한 마음챙김명상 연습들에 대해 제시하고 조명해 보고자 한다.

4. 특정한 마음챙김 연습의 교육에 대한 반영

이 장에서는 우리는 마음챙김의 교육에서 실제적인 고려사항들에 대해 간략히 다루어보고 바디스캔, 정좌명상 또는 호흡명상, 마음챙김 요가 및 기공, 걷기 명상, 자애명상을 포함하는 특정한 마음챙김 연습을 할 때 흔하게 필요한 다양한 제안들을 할 것이다. 특히 외상에 민감한 마음챙김을 가르치는 것은 주로 외상 연습을 어떻게 가르쳐서 바꾸려 하기보다는 마음챙김에 대한 좋은 가르침에 동조시키는 것이 중요하다. 이것은 외상 있는 사람들에게 마음챙김기반개입(mindfulness-based interventions, MBI)을 가르쳤던 경험에서도 관찰되었던 부분이다(Magyari, 2015). 좋은 연습을 가르치는 일부는 3장에서 다루었던 신뢰의 그릇을 만들고 돌봐주기를 포함하며, 참가자들이 경험하는 도전들에 대해 적절한 경계를 유지하고 명확한 지시에 이해하며 반응하는 능력을 가지도록 한다.

교사와 치료사가 기술적이고 효과적으로 언어를 사용하는 것은 특히 중요하며 친절, 꾸준한 노력, 어려움에 직면했을 때 용기를 격려하는 것과 한계를 받아들이는 것 사이에서 균형을 잡도록 노력하게 만들어야 한다. 일반적인 제안 하나는 언어를 초대 양식으로 사용하여 환자에게 권한을 위임하고 선택을 장려하는 것이다. 예를 들어 "나는 당신이 몸에서 호흡하는 느낌에 주의 집중하도록 초대한다"가 있다. 환자들이 스스로의 속도로 갈 수 있게 하고 "당신이 준비되었으면, 눈을 뜨고 제자리로 돌아가세요"라는 구절을 사용할 수 있다.

참가자들에게 MBIs와 같은 심리적 접근법이 스트레스, 외상 후 스트레스 장애

(posttramatic stress disorder, PTSD)와 같은 증상, 우울증, 물질사용장애뿐 아니라 만성통증에 대처하는 데 도움이 되는 방법이라는 이해를 돕기 위해 처음 몇 차례 MBI 회기에 간단한 정신교육 정보를 제공할 것을 제안한다. MBI는 경험을 통한 학습이라고 강조하며 참가자들이 이러한 경험에서 어떤 것이 도움이 되고 어떤 것이 도움이 안 되는지 스스로 확인할 것을 권장하지만, MBI가 이런 조건의 임상 연구에서 어떤 도움을 제공하는지에 대해 교육을 한다면 안심을 준다. 정신교육의 필요성은 다양한 외상 관련 후유증을 가진 재향군인에게 시행한 정성적 연구(Martinez et al. 2015)뿐 아니라 대부분은 사람들에게 반직관적이다. 신체적이든 감정적이든 자신이 통증을 느끼는 것을 허용하는 것이며 자신으로부터 떨어뜨려 고치려 하는 것이 아니기 때문이다. 정신교육 자료의 구조를 제공하면 다른 경험에 대해 신뢰를 가지고 개방하는 데 도움이 된다.

연습 목적을 이해할 필요성 때문에 두 명의 참가자를 대상으로 시행한 정성적 인터뷰를 우리의 홈페이지를 통해 알 수 있다. 한 참가자는 이렇게 보고했다.

> 나에게는 어려운 일이다. 내가 전체적인 개념을 이해하지 못하기 때문에 더 어려운 것 같다... 가끔 다른 사람들이 왜 이것을 하고, 내가 왜 스캔을 하고 있는지, 진짜 목적이 무엇인지, 이것이 어떻게 도와줄 것인지 이해가 안 될 때가 있다. 가끔 그런 생각에 빠져서 다른 것에 집중을 못 할 때가 있다. 그러면 앞으로 나아가기 힘들다.

다른 참가자는 이렇게 이야기했다.

> 나는 바디스캔을 하는 것이 오히려 통증에 집중하게 했기 때문에 싫어했다... 그러면 통증에 집중하지 않기 위해 시간을 더 사용하게 된다. 그렇게 되면 "음, 당신은 나에게 통증에 집중하기를 바라는데 나는 그것이 말이 안 된다고 생각해"... 우리는 통증에 저항하도록 교육받았다. 즉 통증에 저항한다. 통증에 접근하면서 받아들이지 않는다.

어떤 사람이 명상을 연습하는 것이 도전이 될 수 있다고 주장한다면 통증과 불편함을 피하려고 하는 경향이 자연스럽다는 것과 불편함을 완화할 수 있는 방법을 시도할 수 있다고 설명해주는 것이 도움이 된다. 때때로 이것은 오히려 그들을 설득할 수 있는 좋은 방법이 된다. 그다음에 그러한 방법이 어떤 개념을 포함하고 있는지 소개하고, 아무리 최선을 다하더라도 감정적이고 신체적인 통증은 사라지지 않을 수 있음과 하루도 불편함, 어려움, 불만족 없이는 지나가지 않는다고 설명한다. 참가자들은 통증과 불편함을 회피하려고 하는 지속적인 노력들이 삶을 얼마나 점진적으로 제한하는지 같이 의논할 수 있으며 이것은 회피라는 측면에서 PTSD라고 명명될 수 있다. 집단의 맥락에 따라서 알코올과 약물을 남용하는 것이나, 과도하게 바쁘게 지내는 것과 같이 통증과 불편함을 회피하는 몇 가지 노력들이 오히려 더 심각한 통증과 스트레스로 이어진다는 것을 짚어내는 것이 도움이 되기도 한다. 이런 것은 단기적인 집중의 저하로 인해 통증과 불편함을 효과적으로 대처하는 능력의 역치를 낮출 뿐만 아니라 건강과 기능적인 능력에도 악영향을 미쳐 비생산적인 순환을 만드는 것에 일조한다.

어느 정도의 불편함이 불가피하다는 개념을 소개할 때 불편함에 대처할 수 있는 새로운 방법을 배우는 가치를 강조하는 것이 도움이 되며 MBI의 관점에서는 신체적, 감정적 통증의 경험뿐 아니라 그 반응에 대해 더 궁금해하고 흥미로워하는 자세를 의미한다. 우리의 경험을 관찰하는 이러한 과정은 어려움으로부터 회피하는 것이 아니라 도전하는 것으로 간결히 설명할 수 있다 그 과정을 온화하고 친절하게 진행할 수 있도록 돕는다. 이러한 접근법을 설명할 때 다음과 같은 표현을 사용하기도 한다 "당신이 가려는 길에 어려움이 있으면 그것은 제대로 된 길이다." 많은 사람들은 앞을 보면서 어려운 상황에 도전하여 장애물을 능숙하게 피한다는 개념이 의미가 있는 행동이라고 이해한다. 이것의 잠재적인 이점으로는 각자의 몸과 감정에서 어떤 일들이 일어나고 있는지에 대해 어떻게 명확하게 이해할지, 어떻게 스트레스 상황에서 대처하고 페이스를 유지할지, 어떻게 스스로에게 감정적 신체적 고통 혹은 외상을 떠오를 때 예민하거나 분노하지 않고 관대할지에 대한 좀 더 많은 정보를 선택하는 기초를 형성하는 것이다.

마음챙김을 가르치는 데 있어서 초석 중 하나는 판단력을 다루는 것이다. 이것은 불가피하게 모든 명상의 연습 과정에서 일어나는 것으로, 명상을 제대로 하지 못한다고 스스로 인지하고 자책하는 형식이나 어떤 경험에 대해서 흑백논리로 생각하려는 경향으로 나타난다. 예를 들어 "만약 교사가 말하는 것을 멈추라고 하지 않으면 나는 다시 말할 거야" "다른 사람들은 모두 잘 지내는 것 같지만, 나는 전혀 가만히 앉아있을 수 없어" "왜 그들은 이 안에 이렇게 덥도록 내버려 두나?"가 있다. 이러한 우리 마음의 경향을 알아차리도록 격려하는 것이 마음챙김 훈련의 핵심이다. 판단은 또한 다양한 연습에서도 의제가 되고, 여기서도 참가자들이 특정한 연습에 대한 반대나 선호도가 발생할 때 친절하고 호기심을 가진 태도를 취할 것을 권장한다. 예를 들어 "바디스캔을 좋아하지 않는다" 또는 "항상 잠이 들기 때문에 바디스캔은 나에게 효과가 없다" 또는 "호흡명상을 정말 사랑한다"라고 할 수 있다. 강사는 참가자가 배우는 것에 계속 도전할 수 있도록 모든 연습을 지원하는 것이 중요하다. 참가자들은 각각의 연습을 불편해하거나 자신의 기호에 맞지 않는 상황에 대처하는 방법 등 자신에 대해 더 많이 배울 수 있는 기회로 보는 것이 권장된다. 그들이 어렵다고 생각하는 특정한 연습은 무엇인가? 만약 이것을 할 수 없다는 생각이 있다면, 그 생각들은 사실일까? 두 번의 연습 회기가 같지 않다는 것을 알아차리고 개방적이고 초심자의 마음으로 각각의 연습에 접근하는 경험을 할 수 있을까? 등이 있다.

많은 명상 과정들이 항상 조용하고 침착하지 않은 병원이나 의원 환경에서 제공되기 때문에 판단력을 다룰 수 있는 또 다른 기회들이 종종 자연스레 발생한다. 바깥 복도에서 안내 방송이나 시끄러운 대화가 들릴 수 있다. 종종 소음과 활동은 갑작스럽게 생겨서 호흡에 집중하려는 참가자들을 놀라게 할 수 있다. 종종 그러한 방해에 대한 반응은 반사적이고 강하게 부정적일 수 있다. 일반적으로 바쁜 지역 근처에서 수업하지 않으며 주의 산만함을 최소화하려고 시도하는 것은 좋은 생각이지만, 계획되지 않은 방해는 흔하게 일어나서 어떻게 반응하는지를 검토할 기회가 제공된다. 시끄러운 소음과 목소리에 대한 초기 반응을 알리고 친절과 호기심을 가지고 그러한 반응을 알아차리도록 교육하는 것은 즉각적인 반응에 대해서 선택할 수는 없지만, 화를 내고 분노를 할지 아니면 의식적으로 숨을 고르는 것으로 돌아갈지를 선택할 수 있다고 알릴 수 있다.

우리는 또한 참가자들이 MBI 과정을 밟기로 한 결정을 내리고 그 연습을 지속하는 것을 용기있는 행위로 간주하는 것이 도움이 된다고 생각한다. 참여에 감사를 표현하고, 의지에 진심을 담아서 직접적으로 존경을 표하는 것은 연습을 힘들어하는 참가자에게 종종 도움이 된다. 한 강사는 때때로 그 집단에 사람들이 모여 있는 조용하고 고요한 방을 둘러보면서 연습하는 것 자체가 그 사람이 할 수 있는 가장 용기 있는 행동 중 하나라고 생각한다고 말해준다. 참가자들에게는 교사 본인의 초기 명상 경험에 대해 듣는 것이 도움이 되기도 한다. 그들이 가만히 앉아있는 것을 얼마나 싫어했는지, 얼마나 힘들었는지, 종이 울리기를 기다렸는지, 자기비판에 대해 어떻게 고군분투했는지 그리고 무엇이 다시 연습으로 끌어들이는지 듣고 용기를 얻을 수 있다. 쾌락을 추구하는 것이나 회피하는 것이 가만히 있기보다 얼마나 쉬운지, 가만히 있는 것 자체가 진짜 용기가 필요한 행동이라고 아는 것이 도움이 되기도 한다.

마찬가지로 종종 참가자들에게 명상의 맥락에서 연습이 완벽하지 않을 수도 있다는 것을 상기시킨다. 이 장 전체에 걸쳐 그리고 실제로 이 책을 통해서 반복적으로 주목하며 전달하려는 생각은 마음이 항상 방황하는 경향이 있다는 것이다. 명상을 할 때 종종 허우적거리며 육체적으로 편안해질 수 없을 것이다. 그리고 우리는 우리 자신, 서로 그리고 연습에 대해 판단을 하고 있다. 이 모든 것이 정상적이며, 자신에 대한 추가적인 조사와 자기 연민을 심화시킬 수 있는 기회를 제공한다. 본질적으로 완성하기 위해서 숫자를 헤아리며 점검해야 할 종이상자 그리고 이정표가 있는 것은 아니다.

바디스캔

바디스캔은 많은 명상 과정의 중심 구성 요소다. 일반적으로 신체 각 부위에 집중하여 어떤 감각이 생기는지를 알아차리는지에 대한 과정으로 천천히 본인을 초대하는 것을 포함한다. 외상이 있는 사람들을 위해 바디스캔의 형식을 축소하거나 변경하지 않았으며, 우리의 경험상 과도한 고통을 주지도 않았다. 이러한 방식으로 PTSD를 가진 개인에게 유의한 수정 없이 바디스캔을 제공하는 것은 임상적인 적용에 대한 다른 문헌의 보고와 일치한다(L. L. Davis et al., 2018; Kearney, McDermott, Malte, Martinez & Simpson, 2012, 2013; Kimbrough et al., 2010; Poulsny et al., 2015). 그러나 많은 개인들 특히 외상 병력이 있는 사람들은 바디스캔에 어려움을 느낄 수 있다. 따라서 PTSD를 가진 사람의 경우 교육공간이 사람들로 붐비지 않을 정도로 충분한 크기인지, 개인적이고 안전한 느낌인지 확인하는 것이 특히 중요하며 그 공간은 자주 방해받는 일이 없고 같은 공간을 사용하는 사람이 없어야 한다. 그것이 환자가 바디스캔에 참여하는 것을 도와준다.

특히 외상이 지속된 개인과 함께 일할 때 지속적인 노력과 한계 수용의 균형을 이루는 지침을 제공할 것을 제안한다. 이 옵션은 PTSD 또는 만성통증을 가진 사람들이 다른 방식으로 참여할 수 없다고 느끼는 경우 바디스캔 과정을 줄일 수 있도록 열어 두어야 한다. 이것을 일반적인 지침의 일부로 포함해야 한다. 그래서 MBI 교사들이 환자들이 접근하기 쉽다고 느끼는 방식으로 연습에 참여하도록 권장한다. 어떤 사람들에게 이것은 적어도 처음에는 눈을 뜬 채 연습한다는 것을 의미하며, 다른 사람들은 신체적인 한계 때문에 의자에 앉거나, 무릎을 구부리거나 베게 받침으로 받친 채 누워 있거나, 의자에 종아리를 올려놓은 "우주비행사 자세"를 사용하는 것을 선택할 수 있다. 다른 사람들은 공간이 허락한다면 집단으로부터 멀리 떨어져 있을 수 있다. 환자들이 바디스캔을 어디에서 어떻게 할지에 대해 찾도록 유연하게 접근하는 것은 연습을 자신에게 맞게 바꾸는 것이 약점을 암시하는 것처럼 느껴지거나 허락을 받아야 할 것처럼 느껴지는 사람에게 도움이 될 것이다.

참가자들이 바디스캔 연습을 하는 데 어려움을 겪을 때, 몇 분 동안 연습하는 것이 전혀 하지 않는 것보다 더 나을 수 있고 그것은 매일 해야 완성될 수 있다고 조언한다. 부가하여 PTSD를 가진 대부분 사람이 과도한 고통에 보고 없이 전체 연습 기간 동안 연습할 수 있다는 것을 발견했지만 일부 사람들에게는 과정을 바꾸는 것을 허락하는 것도 유익할 수도 있다. 궁극적으로 참가자들이 수행할 수 있는 방식으로 연습에 참여할 수 있는 권한을 부여하도록 돕는 것이 표준 프로토콜을 준수하려고 시도하는 것보다 더 유익하게 될 가능성이 높다.

각 신체 부위에 주의를 집중시키는 연습은 보통 호흡과 협응 되는데, 참가자들이 체계적으로 호흡하고 각 신체 부위를 느끼도록 권장한다. 이 연습은 주의를 전환하고 유지하는 능력을 개발하며 존재양식으로의 전환을 경험적으로 촉진한다. 존재 감각으로의 전환은 개방적인 태도로 경험을 쌓는 느낌이 수반되며 어떤 것도 바꾸거나 판단하거나 고치려 하지 않는다. 행위양식과 비교하여, 존재양식에 대한 자세한 설명은 2장에서 제시하고 있다. 신체의 각 부분을 감지하는 동안 일어나는 생각과 감정을 알아차리고 이러한 것들이 지나가게 하도록 권장된다. 많은 사람들은 자신의 몸에 머물러 있는 것이 도전적이라고 생각하는데 이것은 미래에 대한 생각 혹은 과거의 기억을 동반하기 때문이거나 몸의 감각이나 감정이 고통스럽거나 불편하기 때문이다. 그 결과 사람들은 때때로 바디스캔 연습에 긍정적이거나 혹은 부정적인 반응을 보인다. 종종 언급되지 않는 이러한 잠재적 반응에 대한 인식은 연습을 진행할 때 도움이 될 수 있다.

각각의 새로운 신체 부위가 도입될 때, 따뜻하고 중립적인 톤을 유지하고 너무 느리지 않은 속도로 옮기는 것이 도움이 된다. 꾸준한 구두 지시는 방황하는 마음을 억누르는 데 도움을 줄 수 있다. 바디스캔을 할 때 바닥이나 의자에 대한 몸의 느낌 또는 숨을 쉬면서 배나 몸통을 움직이는 느낌과 같은, 느끼기 쉬운 감각을 주기적으로 알아차리도록 권장하는 것이 유용할 수 있다. 바디스캔에서 지도자는 근육이 얼마나 이완되거나 긴장되었는지를 느끼고 얼얼함, 시원함, 따뜻함, 충만함 또는 무감각함 등 어떤 감각이 있는지를 알아차리도록 요청한다. 그리고 그런 경험을 호기심, 개방성, 친절의 태도로 접근하도록 상기시킨다. 연습하는 동안 또한 특정한 신체 부위에 대한 생각, 감정 또는 일반적인 반응에 대해 스스로 확인하도록 한다. 바디스캔에서 정신적으로나 육체적으로 무감각함을 수반하거나 고통스러운 감정을 경험할 수 있는 가능성을 인정하고 정상화하는 것도 도움이 될 수 있다. 특히 고통스럽거나 외상 기억과 관련된 신체 부위 및 주변에서 생각과 감정을 다루는 비판단적 방법의 예를 제공하면, 그것들의 관계를 신체로 옮기는 데 도움을 줄 수 있다. 예를 들어 골반 부위가 도전적이라고 생각하는 외상 생존자들을 도우려는 MBI 교사는 다음과 같이 말할 수 있다.

> 만약 당신이 골반에 주의를 기울일 때 긴장하거나 혹은 주의를 머무르는 데 어려움을 겪는다면, 다른 부분과 마찬가지로 신체의 이 부분에서 호흡하도록 기억하는 것이 도움이 될 수 있다. 만약 마음이 방황한다면, 다시 돌아온다. 예를 들어 만약 이것이 고통스럽거나 공포나 분노를 불러일으킨다면, 이러한 감정을 알아차리고 인정한 다음에 이 부위에서 호흡하는 경험으로 돌아온다.

신체적 고통은 외상을 경험한 개인에게 너무나 흔하고, 상당한 육체적 고통을 가진 개인들은 고요함과 현재 중심적인 집중을 장려하는 마음챙김 연습에 참여하기가 어려울 수 있다. 우리는 바디스캔의 맥락에서 고통을 해결하기 위한 많은 아이디어를 제공하고, 이후에 앉아서 마음챙김명상을 하도록 권장한다. 예를 들어 수업 참가자들이 다음과 같은 방법으로 고통에 대처하도록 권장할 수 있다.

> 허리의 아랫부분에 주의를 기울일 때, 약간의 긴장이나 고통을 알아차릴 수 있다. 만약 이것이 당신의 경우라면, 이 고통스러운 부위에 숨을 통하도록 하면 당신 자신이 이 부분이 부드러워지는 것이 어떤 느낌인지 알 수 있을 것이다. 만약 몸의 이 부분에 집중하는 것이 고통스러운 기억을 불러일으킨다면, 알아차리고 인정하라. 이 부위에 숨을 들이쉬고 공기를 불어넣은 후 감각이 변하는지를 매 순간 알아차려라. 호기심과 친절한 태도로 무엇이 일어나든지 알아차리고 경험에 충실히 머물러라. 또한 배경에 있는 어떤 생각이나 감정이라도 알아차려라. 만약 화가 나거나 다친 것에 슬픔을 느낀다면, 친절과 함께 받아들이도록 노력하라. 그리고 이제 숨을 내쉬고 나면 어깨뼈 사이로 초점을 조금 더 옮기자.

이것은 바디스캔 연습 중에 특정 신체 부위의 고통에 마음의 주의를 기울이고 다가올지도 모르는 도전적인 감정이나 기억에 직면하여 몇 분간 그 고통에 머무를 수 있도록 도운 뒤, 그것들을 가게 두고 다음 신체 부위로 주의를 옮기도록 하는 예시이다. 따라서 환자들은 고통 경험의 일부로서 일어나는 생각과 신념을 고통 그 자체의 느낌으로부터 분리하는 것을 배울 수 있고 그 과정에서 가지고 있는 신념이 더 이상 사실이 아니라고 볼 수 있다. 우리의 경험에 의하면 육체적, 감정적 고통을 가진 대부분의 환자들은 이런 식으로 연습하는 것이 가능하다는 것을 알게 되었다.

신체의 특정 부분에 집중된 심각한 신체적 또는 감정적 고통을 가진 몇몇 사람들에게는 관심이 고통스러운 부위에 강하게 쏠린다는 점 때문에 다음 신체 부위로 넘어가는 것이 너무 어렵다. 이런 경우에, 친절과 호기심의 태도를 가지고, 감각이 호흡할 때마다 조금씩 변화하는 것을 알아차리도록 하면서 그 부분에서 계속 호흡하여 고통스러운 감정에 머물러 있도록 제안한다. 특히 "이것을 할 수 없어" 또는 "거기에 집중한다면, 강간당한 기억을 떠올리고 나 자신을 잃을 것이야"와 같은 파국적 사고와 "고통에 집중하는 것은 어리석어"와 같은 판단하는 생각들의 가능성을 구체적으로 언급하면서 경험하는 동안 발생하는 생각을 알아차리도록 제안하는 것도 도움이 될 수 있다. 그것들이 사실일 수도 있고 또는 아닐 수도 있다는 것을 언급하면서 호기심을 가지고 이러한 생각을 가지도록 격려하는 것은 도움이 될 수 있다. 준비되었다고 느끼면 그다음에 교사는 이 부위를 놓아주고 바디스캔 연습을 계속할 수 있다고 제안할 수 있고 아마도, 환자는 아픈 부위를 기저에 두고 있겠지만 바디스캔에서 커버되는 다른 영역으로 관심의 초점을 옮기고 있을 것이다. 대신에 연습하는 동안 고통스러운 부위에 집중하는 것이 필요하고 더 도움이 된다고 느낀다면 그것도 괜찮다고 말한다. 특히 육체적 고통에 대해 연습할 때 고통의 느낌과 고통에 대한 신체적, 인지적, 감정적 반응을 관찰하도록 요청한다. 호흡에 무슨 일이 일어나고 있는가? 근육은 긴장되었는가 혹은 이완되었는가? 그 느낌에 대해 어떤 이야기를 자신들에게 하는가? 이야기에 동화되지 않고 관찰 할 수 있게 격려하라. 감정은 그 감정에 휩쓸리지 않고도 관찰될 수 있다. 어떤 인식과 감정이 고통을 증가시키는지 또는 완화하는지를 스스로 발견하도록 요청하라. 심각한 외상 병력이 있는 집단 구성원은 때때로 스스로에게 고통에 대해 말하는 이야기들이 매우 고통스러울 수 있고 심지어 압도적으로 느낄 수 있지만, 그것들은 다른 어떤 생각이나 어떤 사람이 경험할 수 있는 것과 같은 개방성과 친절함으로 접근될 수 있다고 인정하면 도움이 될 수도 있다.

정좌명상 또는 호흡명상

정좌명상 또는 호흡명상은 명상 연습의 시작이다. 그것은 자기 자신, 생각, 감정 그리고 습관적으로 상황을 처리하거나 호소하는 방법에 대해 더 많이 배울 수 있는 자신의 공간을 만드는 데 도움을 줄 수 있다. 호흡명상은 주의를 유지하고 지속시키는 향상된 기술을 개발하기 위한 것이다. 주의의 대상, 이 경우 호흡의 감각은 대부분 사람들에게 즐겁지도 않고 불쾌하지도 않은 중립적인 감각이며 존재와 함께 명상에 대한 접근 가능한 대상이 된다. 또한 호흡의 감각은 본질적으로 미묘하고 신체와 감정의 감각과 밀접하게 연관되어 있다. 호흡을 유지할 수 있는 능력을 증가시키는 것은 미묘한 감정과 신체적 경험과의 관계를 포함한 감정적, 육체적 상태에 대한 인식을 향상시키는 길을 제공한다. 본질적으로 호흡명상은 사람의 생각과 반응으로 확립된 습관 패턴을 느리게 하고 중단하는 방법을 배우는 기초적인 준비 작업을 제공할 수 있다. 시간이 지나면서 생각의 순환이나 어려운 감정 상태에 사로잡힐 때 점점 더 호흡으로 주의를 돌리고 생각과 감정이 배경에서 지나가도록 내버려 두는 데 능숙해진다. 생각과 감정의 순환의 끈을 풀거나 놓아주고 호흡에 주의를 돌리는 행위는 "공간"을 만들어 내고 생각과 감정을 호기심과 개방성으로 여기게 한다.

마지막 인터뷰에서 한 참가자는 어떻게 교사가 호흡명상을 배울 수 있도록 도와주었는지를 묘사했다.

> 교사는 우리에게 한 손은 가슴에 다른 한 손은 배 위에 손을 올려놓으라고 말했다. 배 위에 있는 한 손은 어떻게 숨을 들이쉬고 있는지를 알게 해주며 무엇을 하고 있는지 재확인시켜 준다고 하였다. 그리고 처음 매트에서 배웠던 바대로 연습을 하고 10분 정도 지나자 나는 깊이 숨을 쉴 수 있는 만큼 쉴 수 있었다.

많은 강좌 참가자들은 일상생활의 일부가 되는 정좌명상 혹은 호흡명상을 규칙적으로 연습하면서 일상 속에서도 이 과정을 이어 나간다. 실제로 연구에 따르면 명상기반 스트레스 감소(mindfulness-based stress reduction) 참가자의 80% 이상이 장기 추적 과정 동안 호흡명상을 대처 기법으로 사용한다고 한다(Kabat-Zinn et al., 1986). 이러한 지속적인 연습은 고통과 스트레스에 대처하는 데 도움이 되며 종종 호흡명상이 이전 반응 패턴에서 벗어나게 도와주고 더 건전한 판단력과 자제력을 발휘할 수 있도록 도움을 준다고 보고한다. PTSD를 가진 한 참가자는 다음과 같은 방식으로 호흡을 통해 반응 패턴을 억제하였다:

> 가장 중요한 것은 내 안에 무언가가 안 좋아진다는 것을 볼 때 금방 화가 나거나 화가 날 것처럼 느끼는 나 자신을 확인할 수 있었다. 그래서 이것을 멈추었고 "그래 호흡명상을 해보자"라고 말하곤 했다. 숨을 쉴 때 단지 숨을 쉬는 것만 하는 것이 아니라 8초를 세며 들이쉬고 또한 8초를 세며 내쉬었다(Schure et al., 2018).

습관화된 방식으로 반응하기보다는 호흡으로 상황에 대한 반응을 바꾸는 법을 배우는 것은 PTSD 환자들에게 도움이 되어 보인다. MBSR에 참여한 15명의 PTSD 환자들을 대상으로 한 정성적 연구 결과 스트레스를 받으면서 시행했던 호흡이 일관된 주제로 나타났던 것으로 발견하였다(Schure et al., 2018). 실제로 PTSD를 앓고 있는 환자들이 스트레스와 부정적인 감정을 다루는 것은 일상생활의 규칙적인 패턴이 된다. 우리의 또 다른 MBI 참가자는 호흡이 반응 패턴에 미치는 영향을 설명했다.

> 내가 자신을 발견할 때... 걷거나 운전을 할 때 그리고 너무 긴장되고 스트레스를 받아서 숨을 쉬지 않는다는 것을 알게 되었을 때 깊은 호흡으로 다시 안정화시킬 수 있었다... 이것을 조절할 필요가 있다... 이제 호흡에 통제력을 갖고 다시 통제하는 과정의 일부라는 것을 이해한다. 그래서 내가 특정한 상황을 어떻게 다루는지 혹은 어떻게 관여하고 있는지와 직접적으로 연결되어 있다. 분노와 화가 일어나서 사로잡혀 있을 때 숨을 멈춘다는 것을 알고 있다.

다음의 요약은 호흡명상의 효용성에 대한 것이다.

> 나는 좋지 않은 상황을 조절하기 위해 내 마음이나 호흡을 사용하는 것을 훨씬 더 잘 다룰 수 있다. 보통은 문제로부터 벗어나서 멈추고 숨을 쉰다. 그리고 생각은 최소한으로 한다. 어떤 문제든 논쟁에서 벗어날 수 있기 때문에 다른 방식으로 대처할 수 있다.

교사가 정좌명상을 가르칠 때 이 연습이 많은 이유들로 인해 힘들 수 있다는 것을 명심하는 것이 중요하다. 일부 사람들에게는 그냥 앉아서 아무것도 하지 않는 것이 혐오스럽게 느껴질 수도 있고 어떤 이들에게는 폐쇄공포 느낌으로 이어져 안절부절못하게 만들 수도 있다. 또한 일부 사람에게는 가만히 앉아서 자기 자신과 함께 있는 것은 바쁘게 지내는 습관과 고통스러운 생각과 감정으로부터 벗어나기 위해 산만해지는 습관에 역행한다는 점에서 무서움을 느낄 수 있다. 실제로 일부 참가자들은 앉아서 명상을 하는 것이 움직이는 것보다 더 어렵다고 생각한다. 한 참가자는 명상이 엄청 힘들다고 묘사하였다.

> 내가 보통 사람처럼 숨을 쉴 수 있다면 이 연습은 전혀 어렵지 않을 것이라고 생각한다. 나는 내 주치의를 통해 이 문제를 해결하고 있다. 이것은 명상에 대한 문제로 당신은 깊은 호흡을 할 수 있어야 한다.

집단 구성원이 이러한 과제에 대해 공개적으로 말하지 않으면 교사는 처음 몇 회기 동안 이러한 가능성 중의 일부를 가볍게 다루어서 안심시킬 수 있다. 이러한 종류의 경험과 판단을 다른 사람들이 다루었던 일반적인 경험이라고 들으면 참가자들은 반응을 이상하게 여기지 않고 연습 가능하다며 도울 수 있다. 불편하거나 불쾌한 것을 덜 민감한 방식으로 할 수 있는 능력을 강화한다. "마음챙김 근육"을 형성하기 위하여 사무적으로 덜 민감하게 반응을 보이면서 긍정적인 틀을 실제로 설정하는 것도 중요하다. 정좌 연습이 어려울 수 있음을 인정하면서 유용한 목적을 제공하기 위한다고 상기시키고, 지속적인 연습을 친절한 격려를 제공하는 것이 도움이 된다는 것을 발견했다. 종종 어려운 자세로 있는 용기 있는 태도를 취하면 이 노력에 친절의 자세를 갖으며 권장한다.

대부분의 초보 명상가들은 스스로 조용히 앉아있어야 하는 어려움과 함께 앉아있는 것이 육체적으로 불편하거나 고통스럽다는 것을 알게 된다. 명상 연습의 고통을 최소화하기 위해 움직이거나 움직이기를 원하는 경향을 알아차리고, 그렇게 고통에 대응하여 연습하는 중에 움직이거나 움직일 필요가 있다면 충분히 알아차리면서 그렇게 하는 것이 도움이 된다는 것을 알게 되었다. 참가자들은 고통을 향해 돌아서서, 개방과 호기심으로 실제 감각을 탐구하고 "그 순간 할 수 있는 최선으로" 감각에 머물러 있어야 한다. 이렇게 하면 고통이나 불편함에 대한 순간적인 감각에 대해 개방하도록 요청받는다. 이것은 친절과 자기연민이 필요하다. 친절에 대한 지침을 강조하고 "최선을 다하는" 것에 대한 허가는 고통에 접근할 때 친절한 마음가짐의 필요성을 전달하는 데 도움이 될 수 있다. 종종 참가자들에게 고통의 영역으로 숨을 쉬거나 고통을 "환기"하도록 요청하는 것이 도움이 되며 신체의 순간적인 경험을 조사하는 데 도움을 준다. 잠재적으로 유익한 또 다른 접근 방식은 고통을 판처럼 단단하고 고정된 것으로 보는지 물어보는 것이다. 만약 이런 방식으로 고통을 경험한다면, 고통스러운 감각의 영역을 통해 숨을 쉬도록 요청할 수 있다. 이 과정에서 바위보다는 스펀지 같은 다공성이라고 상상하는 것이 도움을 줄 수 있다. 이러한 약간의 인식 전환은 몇몇 사람들에게 매우 도움을 줄 수 있다.

하지만 모든 다른 연습과 마찬가지로 참가자가 자신의 고유한 지혜를 신뢰하도록 장려하는 것을 일반적인 지시 사항에 포함시키는 것이 유익하다. 이것은 모든 참가자들에게 중요하며 특히 중요한 외상 병력이 있는 사람들에게 도움이 될 수 있다. 자신을 신뢰하고 돌보는 것을 배우는 것은 MBI 수업의 맥락에서 그리고 잠재적으로 삶의 다른 부분에서 유익할 수 있기 때문이다. 따라서 참가자들에게 다른 형태의 연습을 하거나 채택할 필요가 있다고 느낀다면 그것은 완벽하게 받아들여질 수 있다는 것을 분명히 상기 시켜야 한다. 우리는 그러한 사항들을 누군가가 성장하려면 어려움에 기댈 필요가 있는 지식과 불편함을 수용하는 것에 대해 얼마나 중요한지 외상의 단서와 섞기 위해 노력한다. 게다가 이것은 명상 교사에게 판단력에 대해 다루는 교육을 제공하는 유용한 기회가 될 수 있다. 참가자들에게 판단력이 방의 다른 사람과의 비교를 통해 생기는 것인지 아니면 내인적인 기준에 의해 생기는 것인지 물어보는 방식으로 이루어질 수 있다. 만약 이러한 상황이라면 판단을 알아차리기 위한 경험의 측면으로 작업할 수 있는 기회로 보고 할 수 있는 한 친절하고 확고하게 연습을 계속하도록 초대한다.

집단 참가자가 자신의 요구를 수용하면서 연습에 적응할 수 있는 유연한 분위기를 제공할 필요성에 따라 상당한 신체적인 제한이 있는 경우, 바닥에 쿠션을 깔고 앉지 않고 의자에 앉는 것이 바람직하다. 필요한 경우, 쿠션을 추가하여 앉은 자세를 더 자유롭게 적용시키거나 휴식 중에 호흡명상을 연습하여 통증이나 장애를 수용할 수 있다. 한 참가자는 자신에게 맞는 자세를 찾는 것을 다음과 같이 표현했다.

> 나는 정좌명상 하는 것이 힘들었지만 쿠션 위에서 다리를 꼬았을 때 자세가 훨씬 나았고 더 나은 명상이 되었다. 앉게 되면 상처들 때문에 고통스럽다. 그것이 아마 제일 아픈 것 중 하나이지만 다리를 꼬면 아프지 않다.

눈을 뜨거나 감은 채로 명상하는 것과 관련하여 PTSD를 가지고 있는 몇몇 사람들은 눈을 감은 채 방에 앉아있는 불안감을 경험할 수 있기 때문에 두 가지 중에 나은 방법을 받아들일 수 있다. 어떤 교사는 사람이 눈을 뜨고 명상하는 것을 선호한다고 하더라도 완벽하게 이해할 수 있으며 실제로 일부 명상 전통은 이러한 형태의 연습을 가르치고 있다고 언급할 수 있다. 필요하다면 눈을 뜨고 연습하라는 이러한 권유에도 불구하고, 우리는 PTSD를 가진 거의 모든 참가자들이 눈을 감은 채 명상 연습을 하는 것을 선택한다는 것을 발견한다. 눈을 뜨고 명상을 할 수 있는 지침을 제공할 때, 참가자들이 편안한 시각적 자세를 취하고 집단 내의 다른 사람들이 응시하고 있다고 느끼지 않도록 그들 앞에서 몇 미터 떨어져서 중립적인 위치를 선택하도록 제안하는 것이 도움이 된다. Dutton, Bermudez Matás, Majid 그리고 Myers(2013)는 PTSD를 가진 저소득층 여성과 배우자 폭력의 이력이 있는 집단에게 집단에 초점을 두면서도 개별적인 면담을 함께 하며 눈을 뜨고 시행하는 명상 등을 시행하여 MBSR을 성공적으로 적용했다.

마음챙김 운동

일부 MBI 수업 참가자들은 명상 연습을 종종 침묵을 지키며 고요하게 앉아있는 사람들의 이미지로 이해하고 있기 때문에, 마음챙김 운동 옵션을 배울 수 있다는 사실에 놀랄 수도 있다. 보다 활동적이거나 불안한 사람들을 위해서 마음챙김 운동 연습의 도입은 실제로 환영을 받을 수 있다. 그러나 다른 사람들은 운동할 때 몸이 어떻게 느끼는지에 주의를 기울이는 것이 어려울 수도 있으며, 연습이 어렵거나 어색하다고 느낄 때는 수줍음을 느낀다. 교사들은 여러 마음챙김 운동 연습을 소개할 때 인내심을 갖고 부드럽게 하며, 고요하게 연습하는 명상 형태에 대해 동등하게 가치 있는 대안이라며 권장을 한다. 마음챙김 운동은 또한 참가자들에게 자기 판단의 습관을 통해 숙달하려고 또는 완벽해지려고 분투하는 경향뿐 아니라 어떠한 습관도 알아차리는데 귀중한 기회를 제공할 수 있다.

요가와 기공

많은 참가자들이 요가와 기공을 즐긴다. 요가와 기공을 포함한 마음챙김 운동은 고통스러운 외상의 경험을 지닌 신체적 부위에 초점을 두는 것을 꺼리며 신체 활동에 제한을 두는 대부분 개인들에게 적절히 변형해서 어렵지 않게 통증을 완화해서 특별한 도움을 주는 것 같다. 중요한 것은 비록 요가 교사가 허락을 받고 자세를 교정하는 데 도움을 주기 위해 참가자들의 몸을 만지는 것이 다른 세팅에서는 적절할 수도 있지만, 외상 생존자들에게 MBI를 가르치는 세팅에서는 교사 또는 치료사가 참가자들의 몸을 만지지 않도록 권유한다.

MBSR을 가르칠 때 제안했던 요가 순서를 크게 단순화시키면 신체적 제약이 있는 사람들이 보다 완전하고 성공적으로 참여할 수 있다. 이렇게 단순화시킨 요가 배열과 기공 연습은 만성통증과 외상 관련된 정신 건강 증상을 다루는데 접근 가능하고 수용 가능한 것으로 보인다. 운동 명상에 참여하면 어떤 참가자들에게 이전에 생각했던 것보다 더 잘 움직일 수가 있고 부드럽게 몸을 밀어서 충분히 해낼 수 있다는 시범을 보여줄 수 있다. 인터뷰한 어떤 참가자는 이렇게 말했다.

> 나는 등에 많은 문제가 있었다... 몇 년 동안 두들겨 맞았다. 아침에 일어나면 침대에서 앉아있기도 힘이 들었다. 요가를 연습을 매일 일어난 후 한 시간을 하면서 많은 긴장이 풀리고 훨씬 더 쉽게 움직일 수 있게 되었다... 신체적으로 활력이 생겼을 뿐 아니라 정신적으로도 활력을 찾았다. 신체적으로 좋아졌을 뿐 아니라 정신적으로도 더 나아졌다. 피곤하거나 맞은 느낌이 들지 않았다. 그런 종류다. 그래서 요가 연습은 훌륭하다....

긍정적인 단기간 그리고 장기간 결과가 나올 수 있다. 의자 요가는 의자를 받침대와 지지대로 사용하여 많은 사람들에게 연습 가능한 옵션을 준다. MBSR 참가자 한 분이 어떻게 요가 자세를 수정했는지 기술하였다.

> 요가 동작을 할 때 다른 스트레칭을 하기 위해 노력한다. 발을 접을 수도 없고, 다리를 접을 수도 없다. 단지 앉아서 다른 종류의 동작으로 요가를 한다.

참가자에게 옵션과 수정 방법을 줄 때, 또 다른 방법의 옵션으로 해낼 수 있다고 제안한다. 신체활동에 제한이 있는 참가자들에게 최선의 노력을 하거나 혹은 팔을 올리거나 내리는 것같이 오직 작은 동작을 할 때 부드럽게 촉구하면서 지지를 해줄 수 있다.

집단 지도자가 신체 감각은 항상 현재 순간에 일어나며 이런 감각을 알아차리면 지금 여기에 닻을 내리는 데 도움을 준다고 언급하면서 도울 수 있다. 스트레칭 또는 걷기 등 운동 연습을 하면서 몸의 신체 감각을 종종 불러일으켜서 현재의 경험에 주의를 두도록 도울 수 있다. 교사는 비록 과거와 미래의 생각이 현재 일어날 수 있고 거기에 초점을 둘 수도 있지만, 과거와 미래에 초점을 두면 현재 우리 생활이 진행되는 바를 알아차리는데 제한을 줄 수 있다는 점을 반영시킬 수 있다. 우리의 생활은 살아 있다. 이런 식으로 집단에게 신체 감각이 현재 순간에 닻으로 사용될 수 있다는 개념을 소개한다.

걷기명상

MBI 과정 참가자들은 종종 걷기명상을 통해 단순, 반복 그리고 친숙한 일을 하면서도 속도를 늦추고 그 순간에 있는 기회를 준다는 것을 발견한다. 그같이 느린 동작을 반복 경험하면 활동 가운데서 행위양식 대신 존재양식에 참여하도록 관점을 이동시키고 촉진을 할 수 있다. 이런 이유로, 많은 참가자들은 매일 활동에서 걷기명상을 통합한다. 어떤 이유들로 걷기명상은 처음에 불편하고 신비할 수도 있지만, 시간이 지나면서 연습을 고맙게 느낀다. 신체적 장애와 균형에 문제가 있는 사람들에게 걷기명상은 너무 어려우며 안전하지 않을 수 있기 때문에 대안으로 좀 더 활용할 수 있는 옵션으로 정좌 명상으로 대체할 것을 추천하였다. 논리적 관점에서, 걷기명상은 교사와 연습생들이 시야를 마주할 수 있는 충분한 규모의 방이나 복도 또는 야외 공간이 필요하다.

MBSR 과정에 참여한 재향군인은 다음과 같이 말했다.

> 전형적으로 우리는 A 지점에서 B 지점으로 일정하게 가는데, 걷기명상은 목표

> 에 도달하는 목적이 아닌 이 순간에 존재를 할 수 있도록 서서히 움직이는 기회를 준다. 그것은 내게 다른 양상이었다. 나는 여기서 저기로 가면서 뭔가를 했다. 반면 여기 머물면서 걸음, 움직임, 호흡에 초점을 단순하게 둔다는 것은 매우 달랐다. 그 점이 내게 두드러진다.

마음챙김 수업의 맥락에서 걷기명상의 독특한 측면의 하나는 한 방에서 15~20명의 사람들이 함께 움직일 수 있다는 것이다. 그래서 주위 사람들과 동시에 돌아다니며 받아들이면서 자신의 고유한 경험에 조용히 초점을 맞추고 유지하도록 균형을 잡을 필요가 있다. 이것은 또한 종종 참가자들이 그들의 습관적인 반응을 관찰할 수 있는 기회를 준다. "다른 사람들이 신체적으로 가까이 있으면 불안하고 안절부절 하는 경향이 있나요?" "양보하거나 계속 갈 때 가던 방향 가나요? 또는 다른 방향으로 가나요?" "내가 볼 수 없는 뒤에서 움직임을 느낄 때 어떻게 느끼나요? 등이 문에 있거나 문에 가려는 데 다른 사람이 접근을 막을 때 어떤 생각과 느낌이 드나요?" "이런 도전에도 불구하고 나의 몸에 대한 느낌을 유지할 수 있나요?"라고 묻는다. MBI 교사는 걷기명상을 시작할 때 그 같은 질문을 제안할 수 있다. 또한 토론 때 걷기명상을 하는 동안 일어날 수 있는 예들과 마음속의 생각들이 정상적 과정이라고 설명한 후 질문하면서 한두 가지를 떠올리게 할 수 있다.

이 몇 질문들은 걷기명상을 수업 밖의 일상생활에서도 마음챙김 하며 돌아다닐 때 매우 직접적인 연습으로 제공할 수 있다. 참가자들에게 호흡하는 동안 일어나는 생각들에 판단하지 않고 공간 속의 몸을 주목하며 같은 공간의 다른 사람들과 그 주위를 돌아다니게 하면 마음챙김의 씨앗을 키워나갈 수 있다. 일상생활을 할 때도 발을 들어 멈춘 후 다시 내딛는 동작에 대해 MBSR 참가자가 아래와 같이 설명을 한다.

> 당신이 실제로 걷기명상을 할 때, 명상이 앉거나 눕는 동작이 필요한 어떤 것이 아니라는 것을 깨닫기 시작한다. 즉 단지 생활의 한 부분이다, 존재의 방식이다...

내가 생각하기에 걷기명상은 현재에 디디고 있는 것을 깨닫도록 안내해준다. 현재는 바디스캔을 하고, 누군가와 이야기를 하고 세상을 돌아다니는 바로 이때다.

자애명상

자애명상(loving-kindness meditation, LKM)은 수치심, 죄책감 그리고 자기와 타인에 대한 이질감에 대항한다는 가설로 자기를 향해 친절과 선의를 반복적으로 일으키도록 디자인된 연습이다. 부가하여 자애명상을 통해 긍정적인 감정을 배양하면 사랑과 정감 같은 긍정적 감정을 느끼기 어려운 사람들에게 도움을 줄 수 있고, PTSD로 감정적 경치의 한 부분이 무감각해지고 제한된 증상을 고치는 데 도움을 줄 수 있다. 자애명상 연습에서는 조용히 앉아 자기와 타인을 위해 무엇을 원하는지 또는 무엇을 희망하는지에 대한 의도를 부른다. 좋은 친구, 후원자, 어려운 사람, 자신과 같은 여러 범주의 사람들과 작업을 하며 그들을 위해 안전, 행복, 건강, 편안함을 포함한 긍정적 의도를 순차적으로 기원한다. 특히 불교 경전에서는 자애명상을 강력한 공포 감정에 대한 해독제로 가르쳤다(Salzberg, 1995). PTSD에서 지배적인 감정적 경험이 공포이며(Foa & Riggs, 1993), 고통스러울 때 명상을 호흡에 초점을 두기보다는 더 자애에 더욱더 쉽게 접근하여 연습하는 것이 놀랍지가 않다.

자애명상은 종종 토요일 종일 수련하는 동안 MBSR 과정으로 소개되고 자신의 도구상자에 추가할 수 있는 도구로 제공한다. 그러므로 어떤 생활환경에서 또는 어떤 특정 기간 동안 더 도움이 되었다고 참가자들에게 조언을 주는 것이 유용하다. 이런 이유로 뚜렷하면서도 서로 연결된 연습으로 소개한다. 예를 들어 정좌명상과 요가, 기공, 걷기명상 같은 마음챙김 동작이 도움을 주었듯이, 인생의 어려움을 극복해 나갈 때 자애명상 또한 경험과 이해를 통해 도움을 줄 수도 있다. 부가하여 자애명상에 초점을 둔 모든 MBI 과정들(Kearney, Malte, et al., 2013; Kearney et al., 214) 그리고 자기 연민을 증가시키는 다른 방법들(Neff & Germer, 2013)을 발달시키고 평가하는데 관심이 증가하고 있다.

자애라는 문구는 빨리어(Pali) 단어 metta 또는 산스크리트 단어 maitri에서 유래하였다. 이것은 "사랑" "조건 없는 우정" 또는 "자애"로 번역할 수 있다(Salzberg, 1995; Thera, 1994). MBI 교사가 간단하게 자애명상을 소개하거나 또는 자애명상 연습 주위의 전체 과정에 초점을 두고 계획을 할 때, 자애가 감각적인 사랑 또는 열정적 감정이 아니라고 의도적으로 기술하는 것이 도움을 줄 수 있다. 오히려 자애명상은 조건 없는 우정, 은혜 그리고 경험을 향한 개방성, 심지어는 어려운 경험이라고 기술할 수 있다. 전형적으로 "당신이 안전하길" "당신이 행복하길" "당신이 건강하길" 그리고 "당신의 삶이 편안해지길" 같은 네 가지 문구를 사용한다. 점차적으로 그리고 체계적으로 자애명상 문구는 자기, 후원자, 중립적 사람, 어려움 또는 해를 준 사람 그리고 모든 존재를 포함하여 필요하면 문구를 "당신이 안전하길"에서 "내가 안전하길" 같이 바꾸면서 점진적으로 체계적으로 확대를 한다(Salzberg, 1995).

자애명상을 연습하는 동안, 교사가 긍정적인 의도를 지닌 문구를 반복한 후 일어나는 어떤 긍정적인 감정들을 느끼고 알아차리는지 그리고 만일 주저, 망설임 또는 자기와 남을 향한 혐오가 있더라도 알아차리도록 제안하는 것이 도움을 줄 수 있다. 자애명상을 연습하는 사람에게 사랑 또는 부족이나 혐오의 감정이 일어나더라도 비판단, 친절 그리고 개방적 태도를 지니고 경험을 알아차리도록 권장한다. 또한 자애명상 동안 일어나는 생각들로 주의가 분산되더라도 분산을 주목하고 비판단적으로 문구로 돌아가도록 상기시키는 것이 연습에 도움을 주는 지지이다. 자애명상을 연습하는 동안, 호흡과 신체의 느낌에 기초를 두도록 권장한다. 걷기명상은 또한 자애명상에 적합할 수 있다. 걷는 리듬 특성은 자애명상 문구의 반복과 전형적으로 동기화될 수 있다. 수업 밖에서 비공식적 자애명상 연습을 또한 권장한다. 참가자들은 일상생활 중 걷기, 식사, 설거지 또는 식료품 가게 줄을 서면서 그들 또는 다른 사람들을 향해서 자애명상을 연습할 수 있는지 문의를 받는다.

자애명상 문구의 반복으로 고통스러운 생각과 감정에 대해 안전한 지지적 환경을 창조하는 개념을 만들 수 있다. 긍정적인 의도의 반복으로 어떤 사람들이

PTSD 같은 외상과 관련된 조건들로 접근하기 어려울 때 표면적인 긍정적 감정을 가져오도록 의도할 수 있다. 온화, 친절, 자애의 감정을 일으키는 연습으로 고통스러운 생각, 심상 그리고 감정을 회피하거나 억제하기보다는 인정, 인내하는 능력을 건설하도록 의도한다. 자애명상에서, 이 같은 지지적 환경은 긍정적 의도로 자기를 향한 문구를 촉진하여 고통스러운 감정 상태를 회피하기보다는 느낄 수 있는 능력을 증강해 준다. 불교 교사 Jack Kornfield는 고통에 반응하는 연민의 경험 과정을 "비통에 대한 심장의 반응"으로 간결하게 묘사하였다(Kornfield, 1993, p.93). 비슷하게, MBSR 참가자는 "자애가 진실로 사랑을 가져온다... 당신이 자애를 하는 동안은 빛으로 직접적인 작업을 하는 중이다. 당신은 의식적으로 그 상황에 사랑을 가져온다"라고 말했다.

우리의 경험에서 자애명상은 외상을 경험한 사람들 사이에 다양한 반응을 이끌어낸다. 어떤 사람들은 어렵고 불편해하지만, 다른 사람들은 치유 과정에서 필수적으로 자신들, 가족관계 그리고 낯선 사람들과 상호작용하는 능력에 긍정적인 영향을 미친다고 기술한다. 어떤 사람에게 다른 사람들 뿐 아니라 자신들을 향해서 커다란 친절과 사랑을 느끼는 데 도움을 주었다.

자애명상은 강한 반작용의 혼합을 일으킬 수 있기 때문에, 자애명상 동안 종종 어려운 생각과 감정이 종종 올라온다는 것이 문제가 되지 않을 뿐 아니라 외상 경력이 있는 사람들에게 특히 이 과정이 치료적으로 바람직할 수 있다는 기대를 할 수도 있다는 점을 강조하는 것이 중요하다. 참가자들에게 명상의 다른 형태로 문구의 반복을 통한 자애명상을 연습할 때 생각, 감정 그리고 느낌이 일어나는 것을 주목하도록 초대한다. 여기에는 제한적 신념(limiting beliefs, 역자 주: 어떤 식으로든 자신의 능력을 제한시키는 것이 옳다고 생각하는 신념)도 들어있다. 자기와 타인에 대한 수치심, 죄책감, 분노 같은 고통스러운 감정, 또는 부적절함, 고립, 망설임 또는 혐오감이 있다. 다시 말하면, 명상의 다른 형태와 같이 자애명상 연습도 경험들에게 친절하게 인사하고 호기심을 가지고 비판적으로 주목을 하며 마침내 자기비판 없이 자애명상 문구와 호흡으로 돌아온다. 교사가 자애명상을 가르칠 때 제공할 수 있는 가장 중요한 발판의 조각 중 하나는 "연습하는 동안 긍정적인 감정을 느낄 수 없다면 그것도 괜찮다. 당신은 연습을 잘못하는 것이 아니다. 자애명상 연습에 당신은 자기를 친절과 우정 어린 태도로 단지 할 수 있도록 그리고 무엇이 일어나든 주목하도록 격려를 한다"고 말한다.

우리의 경험에서, 제한적 신념을 알아차리는 일은 자애명상을 PTSD 사람들의 집단에게 가르칠 때 임상적으로 매우 자주 만나는 부분이다. 예를 들어 사람들은 종종 사랑을 받을 자격이 있다고 생각하지 않거나 그들 자신을 위한 사랑의 감정을 느끼지 못한다고 말한다. 또는 자신 삶 어느 시점에서 선의 또는 친절을 보여준 사람들을 생각해보라고 요청하면 그들을 향해 선의의 정신으로 진정하게 행동했던 사람들이 있었다고 믿지 않는다는 반응을 보일 수 있다. 많은 사람들에서 자기와 타인을 위해 둘러쌓은 친절이 있다는 신념을 보는 것은 새롭고, 종종 심오한 경험이다. 어떤 상황에서 참가자들이 살아 있는 또는 알고 지냈던 사람들 중에서 긍정적으로 관심을 보였던 경우를 확인할 수 없을 때 교사가 창의적으로 도와서 주인에게 소중했던 강아지를 생각해보라거나 자신에게 친절할 수 있는 가상의 인물을 생각해보게 하는 것이 도움을 줄 수 있다. 비록 그 같은 관심이 집단에서 특별히 떠오르는 것은 아니라면, 방 안의 어떤 사람이 이에 대해 걱정을 한다고 예상을 하고 앞으로 나가서 그들이 연습할 수 있는 대체적인 존재를 제안하는 것이 유용할 수 있다.

또 다른 흔한 경험으로 자애명상 연습은 좀 더 일반적인 불편한 감정을 가져올 수 있다. 때때로 사람들은 누군가를 믿는 것이 사랑을 받을 만한 것이 아니고 또한 사랑의 감정을 느낄 수 있는 것이 아니라며 제한적 신념을 직접적으로 말하지 못하고 오히려 참가자의 아래 언급과 같이 편하지 않다고 말할 수 있다.

> 나는 그것을 하는 것이 이상하다고 느꼈다... 그것은 우리 자신을 위해 정상적으로 하지 않는 단지 어떤 연습일 뿐이다. 그래서 내 자신, 나의 존재 또는 나의 상황에서 괜찮다고 자신에게 말하는 것이 좀 불편했다. 그것은 좀 불편했다.

많은 사람들에게, 자신을 향해 친절하라는 행위는 이기적으로 느낄 수 있고,

가족들에서 배웠던 가치와 상반될 수 있다고 때때로 말한다.

자애명상 연습을 하는 동안 불편한 신념과 감정이 일어날 때, 그것을 친절, 개방 그리고 호기심을 가지고 감정과 신념을 충분하게 허용하여 알아차릴 수 있는 값진 기회라고 구조화시켜 제안한다. 이 과정은 교사가 모델링을 하여 도와주고 집단 과정이 그런 경험을 정상화시켜 더욱 지지할 수 있다. 또한 참가자들이 자애명상은 고통스러운 생각 또는 감정을 없애려는 것이 아니라는 것에 주목하는 것은 중요하다고 볼 수 있다. 오히려 이런 경험을 하는 자기 자신을 제거하려는 시도가 아니다. PTSD 그리고 다른 외상 관련 질환이 있는 개인은 통증이 긍정적인 감정과 함께 존재해서 자애명상을 통해 인간으로 둘 모두를 경험하게 된다는 것을 예상한다. 이것은 외상 병력이 있는 개인들이 긍정적인 감정이 끝날 때 고통스러워하기 때문에 긍정적인 감정을 두려워하는 현상을 해결하는 데 도움을 줄 수 있다. 안전하게 기분 좋게 배우기 시작하거나 또는 다시 학습하는 동안 악화와 완화를 반복하면서 좋은 느낌과 고통스러운 느낌을 갖는 것을 정상으로 여기도록 한다. PTSD와 연관되어 종종 출현하는 전형적인 심오한 감정적인 무감각이 약화될 수 있다(Litz & Gray, 2002).

자애명상을 가르칠 때, 교사는 자애명상 문구를 선택하는 과정에 질문의 요소와 가치를 명료하게 하는 기회가 있어 굳건히 고마워해야 할 필요가 있다. 교사들은 자신들의 개인적인 연습에 근거하여 여러 자애명상 문구들과 작업을 하도록 강력하게 권유를 받는다. 이것은 명상의 특별한 형태를 친숙하게 그들 자신에게 제공하면서 자기 자신의 고유한 문구들을 직접 경험하는데 도와줄 수 있다. 위에서 주목한 바와 같이, 자애명상은 긍정적인 의도를 지닌 네 문구의 반복적인 사용을 포함한다. 전형적인 네 문구는 “내가 위험에서 자유롭길” “내가 정신적으로 행복하길” “내가 신체적으로 행복하길” “내가 웰빙으로 평안하길”이다(Salzberg, 1995). 시간이 지나면서, 그나 그녀는 자신의 문구를 선택한 이유를 질문받고 이 선택이 가장 중요한 것을 반영하였다고 안내한다. 자기 자신과 타인을 위해 “가장 안에서 우러나오는 마음의 바람은 무엇이었나요?”와 같은 질문을 제기하는 게 도움을 줄 수 있다.

종종 사람들은 매주 자애명상을 연습하면서 이전에 자신 또는 타인을 위해 의미 있게 느꼈던 문구들이 더 이상 기원을 표현하는 것이 적절하지 않다고 느끼는 것을 발견한다. 예를 들어 몇 주간 "나의 생활이 편안하게 펼쳐지길"을 연습하였는데, PTSD 사람은 이것이 그에게 수동적으로 느껴지게 한다는 것으로 반영될 수 있다. 이것이 고통 또는 어려움을 피하는 습관을 떠 올리게 한다는 것이었다. 그는 진정으로 좀 더 능동적으로 참여하길 원했다. 교사와 토론을 한 후 그는 네 번째 문구와 같이 "나의 행동이 능숙하고 친절하길"을 선택했다. 이런 방식으로 가치와 개인의 의도가 명료해질 수 있다. 다음 문구 목록은 자애명상 수업 회기 동안 PTSD 사람들이 사용하는 문구들이다.

- 내가 안전하길
- 내가 안전하게 살아가길
- 내가 위험에서 자유롭길
- 내가 있는 그대로 나 자신을 사랑하고 받아들이길
- 내가 고통과 고통의 원인으로부터 자유롭길
- 내가 행복하길
- 내가 평화롭게 되길
- 내가 즐거워지길. 내가 용기 있고 즐거워지길
- 내가 건강하길. 내가 평안하길
- 내가 스트레스와 스트레스의 원인으로부터 자유롭길
- 내가 두려움으로부터 자유롭길
- 내가 과거의 짐으로부터 또는 미래의 두려움으로부터 자유롭길
- 내가 편안하게 생활하길
- 나의 생활이 편안하게 펼쳐지길
- 내가 웰빙으로 편해지길
- 내가 전체로 깨어나길
- 나의 행동이 세련되고 친절하길

• 내가 현명하고 능숙하길

자애명상을 가르치는 과정에서 그것이 무엇인지 그리고 무엇이 아닌지에 대한 질문을 듣는다. 특별히, 비록 자애명상이 용서를 이끌어가지만 연습의 목표는 아니라는 점을 분명하게 해두는 것이 유용하다고 발견한다. 또한, 자애명상은 긍정적인 확언과는 다르다. 그것은 그들이 분명한 개인적인 자질이 있고 자기 확신을 강화시키려는 의도로 진술하는 경향이 있다. 예를 들어 "나는 멋지고 친절한 사람*이다*"라고 한다. 반면에 자애명상 문구는 일반적으로 자신과 타인을 위하여 친절과 연민을 지니고 접근하려는 의도로 초정하거나 권유하는 진술들을 보통은 사용한다. 예를 들어 "내가 피해로부터 안전*하길*" "당신이 행복하고 건강*하길*"이라고 한다. 자애명상은 자기 자신과 타인의 고통에 연민을 배양하려는 의도를 가진 연습으로 제시한다.

공통의 인간성과 같이 고통을 받는 인간의 경험을 나눠서 전달하려는 중요한 방법이 집단 세팅에서 학습하며 나타난다. 직접 타인의 투쟁, 불완전함, 혼란 그리고 슬픔을 들으면 종종 좀 더 커다란 이해와 연민을 키우는 데 도움을 준다. 그와 같이, 자기 자신의 투쟁, 불완전함, 혼란 그리고 슬픔을 집단의 다른 사람들과 나누면 종종 타당하고 영양분이 많다는 경험을 하게 된다. 모든 인간이 고통스럽고 그리고 모두 행복하길 바란다는 이해로 확장하면서 환영받을만한 결과를 자애명상이 키워낸다. 이것은 자기 자신과 타인에 대한 용서를 이끌어 줄 수도 있지만 연습의 목표는 아니다.

우리는 외상 생존자들에게 특별한 마음챙김 연습을 가르치고 관찰한 바를 나누면서, 마음챙김 교사가 각 수업 회기에 연습을 할 때 자기 자신, 그리고 수업 참가자들에게 온화하고 꾸준하게 자신감을 갖고 진행할 수 있는 실제적인 조언과 논평을 탐색했다. 이 장에서 우리는 지속적인 외상이 있는 사람들을 가르칠 때 언어의 능숙한 사용, 신뢰를 담을 수 있는 창조성, 경계에 대한 존중 그리고 참가자들이 직면하고 있는 도전들에 대한 반응의 중요성을 토론했다. 이것은 계약을 통해 도움이 필요로 한 연습을 적용시킬 때 옵션으로 제공될 수 있다. 외상 생존자에게 MBI를 가르치는 이러한 측면은 또한 마음챙김을 보다 일반적으로 최고로 잘 연습할 수 있는 매너를 통해 가르치는 것으로 여겨지게 할 수 있다.

5장에서는 효과적으로 가르치는데 또 다른 중요한 측면인 교사와 치료사의 경험, 훈련 그리고 개인적인 특성을 토론한다. 교사는 자연스럽게 마음챙김 존재의 모델로 특히 도전적인 상황에서 나타나서 그녀 또는 그의 말과 행동을 통해 매우 충격적인 가르침을 제공한다. 방에서 다루어야 할 고통이 있을 때, 교사가 우정, 흥미 그리고 비반응적으로 맞이하는 능력은 MBI를 가르칠 때 중요한 요소이다. 다음 장에서 교사 또는 치료사의 자격과 성격특질 그리고 지속적으로 가르치는 연습을 유지하기 위한 제안과 의견을 함께 논의한다.

5. 앞으로 나아가기

이 책을 통해 우리는 외상 생존자들이 지금 여기에서 경험하는 방법들을 재조성할 수 있도록 해주는 마음챙김의 잠재력을 설명해왔다. 그동안 외상 후 스트레스 장애(posttraumatic stress disorder, PTSD), 우울증, 만성통증, 그리고 물질사용 장애를 포함해 외상 생존자들이 공통적으로 겪는 광범위한 문제들의 회복에 마음챙김이 잠재적으로 도움이 되는 것으로 보고되어 왔다. 그러나 정말로 마음챙김이 그 정도로 광범위한 문제들에 대한 포괄적 개입으로 활용될 수 있을까? 몇몇 연구자들은 그러한 장애들을 유지시키는 요인들을 다루지 않고도 마음챙김이 유익한 결과를 초래한다고 가정하는 것에 대해 우려한다(Teasdale, Segal, & Williams, 2003). 이들의 주장에 따르면, 특정 문제를 유지시킨다고 알려진 요인들을 다루는 방법들에 대한 이해의 필요성을 간과하면 “마음챙김 훈련의 효과가 약화되고 잘못 적용되는 결과가 초래될 수 있다”(Teasdale et al., 2003, 157쪽)하였다. 다시 말해, 마음챙김 교사들과 치료사들이 환자가 그런 문제들을 효과적으로 다룰 수 있도록 돕고자 한다면 정신건강의학적 상태에 영향력을 행사하는 기제들을 이해하는 것이 매우 중요하다는 것이다. 예를 들어 우울증을 재발시키는 핵심적 심적인 기제를 강조하는 것과 우울증이 재발하는 이유를 이해하기 위한 기본지식을 환자에게 교육하는 것이 마음챙김기반 인지치료(mindfulness-based cognitive therapy, MBCT)에 참여한 우울증 환자의 증상 개선에 유의한 효과가 있는 것으로 나타났다(Piet & Hougaard, 2011). 또 다른 예로, 마음챙김이 중독

행동을 탈자동화시키는 기제를 환자에게 교육하자 물질사용장애 개선에 효과가 나타났다(Garland & Howard, 2018).

이것이 바로 우리가 이 책을 쓴 이유이다. 우리는 마음챙김기반개입(mindfullness-based intervention, MBI)의 집단 지도자가 장애의 핵심 기제들을 이해하고 마음챙김이 그 요소들을 재 중재하는 방법을 이해한다면 환자의 증상 개선에 도움이 될 것으로 생각한다. 이 책 전반에서 우리는 외상 생존자들에게 공통으로 발생하는 곤란들을 유지 또는 악화시키는 기제들을 강조해서 설명하고 있다. 우리의 경험상, 마음챙김 집단 지도자나 치료사들이 이런 요소들을 학습하여 회기 중에 마음챙김을 통해 이러한 임상적 양상들을 다루는 방법들을 강조하는 것이 가능하다. 심리교육을 포함해서, 집단 참가자 교육은 심리교육 자료를 활용해서 이루어질 수 있으며, 이러한 쟁점들이 드러나는 순간에 환자가 그것을 어떻게 다룰 수 있는지를 교육하는 것이 중요하다. 우리는 심각한 고통을 야기하는 여러 상태의 유지 또는 악화 기제를 마음챙김 연습이 재조정하는 방법을 치료사와 교사들이 이해함으로써 복합적인 고통과 접전을 벌이고 있는 환자를 돕는 데 필요한 그들의 능력이 향상될 수 있다고 생각한다.

대안적인 임상적 접근들은 PTSD나 만성통증 혹은 우울증에 대한 작업으로 넘어가기 전에 물질 오용을 먼저 다루는 것처럼 각 문제에 대한 개입을 순차적 혹은 개별적으로 다루기 위한 중재 전략으로 제공된다. 그러나 우리의 경험상 PTSD 및 관련 문제로 고통받는 많은 환자들은 이런 식의 돌봄을 얻기 위해 복잡성과 논리성을 발휘할 능력이 제한되어 있을 뿐 아니라 그러한 쟁점들이 종종 상호 연결되어 있기 때문에 분절적 이기보다 통합적으로 돌봄을 함께 제공하는 것이 최선이다(Back et al., 2014). 또한 만성통증 관리나 우울증 재발 예방에 초점 맞춰진 8주 프로그램 같이 주어진 문제에 특성화된 최적의 마음챙김 "용량"이 훨씬 효과적으로 임상적 문제를 개선함에도 불구하고, 많은 환자들이 이런 식으로 표적화(target)된 마음챙김 과정에 참여하지 못하고 있다. 우리는 대부분 환자, 특히 외상 생존자들이 다양한 욕구들을 동시적으로 가져온다는 점 그리고 MBI 집단 지도자와 참가자들이 그런 문제와 연결된 기제들을 이해하는 것이 유익하다는 점에 주목하여 이 책을 개발하였다. 또한 1장과 2장에 기술한 바와 같이, MBI를 통해 학습한 마음챙김의 여러 기제는 반추, 파국화, 고정된 신념 부여잡기, 행위양식을 유지하려는 일반적인 경향성 등과 같이 복합적인 상태들을 유지 또는 악화시키는 것으로 나타난 특정 상태들을 유지하는 기제들을 완화한다. 이론적으로 볼 때, 일단 이런 기제들이 인식되고 마음챙김의 역할에 대한 이해가 생기면 그런 습관에서 벗어나는 환자의 능력이 여러 상태와 상황으로 확대될 수 있다.

지도자나 치료사의 견지에서, 융통성을 가지고 부수적인 교육을 시행할 필요가 있기는 하나 그 목적은 일련의 수업을 통해 공통적인 문제들 각각에 마음챙김을 적용할 수 있게 가르치는 것에 있다. 우리의 경험상, 이러한 과정은 환자들이 수업의 토론 및 질의응답 시간에 각자의 다양한 관심사들을 논의하는 과정에서 상당히 자연스럽게 진행된다. 앞서 언급했듯이 우리는 마음챙김이 어떻게 각각의 상태에 영향력을 행사하는지에 대한 이해를 돕기 위해 워크북이나 유인물 같은 심리교육 재료들을 포함하는 것이 도움이 된다고 생각한다. 그러나 가장 중요한 것은 수업 회기 동안 마음챙김이 공통적인 문제들과 어떤 관련이 있는지에 대해 이해하고 인식하는 교사의 능력이다.

효율적인 마음챙김기반개입 교사의 자질

교육과정 구성 및 마음챙김이 특정 임상 장애를 유지하도록 하는 기제들에 적용되는 방법에 능숙해지는 것에 더해, 전달 스타일이 전달된 내용만큼이나 중요한 것 같다(Teasdale et al., 2003). 전달 스타일이 집단 지도자의 이해를 반영하기 때문에 우리는 MBI 집단 지도자가 개인적으로 마음챙김을 연습하는 것이 중요하다고 생각한다. 비록 집단 지도자들이 한발 먼저 마음챙김 연습을 시작해서 지도자로서 해야 할 역할을 맡고 있기는 하나, 꾸준히 마음챙김을 연습하면 참가자들의 경험이 공동 참가자인 교사나 치료사의 것과 같아진다. 우리 생각으로는 자기 이해를 통해 배우는 것 그리고 그것을 넘어서지는 않는 것이 효과적인 마음챙김 교육의 기본이다.

이것은 외상 병력과 PTSD를 가진 사람들과 작업할 때 특히 중요한데, 집단 내에서 큰 고통이 공유될 때조차도 외적으로 비반응적인 자세를 유지할 수 있는 강사의 능력이 마음챙김적 존재 방식의 모델을 제공해줄 수 있기 때문이다. 강사나 치료사가 집단 내에서 슬픔이나 고통 또는 아픈 기억을 신뢰, 친절, 개방성과 함께 자연스럽게 맞이하는 능력은 집단 구성원들이 바람직한 방식으로 변화하도록 가르치는 강력한 방법이 될 수 있다. 사실상, 집단 지도자는 모범이 되어 가르침을 제공하는 사람이 된다. 지도자나 치료사가 마음챙김적 접근으로 자연스럽게 상호작용을 표현하는 것은 집단 구성원들이 공유하고 있는 것에 대한 친절과 진솔한 호기심을 전달해줌과 동시에 인정하기 어려운 경험조차 기꺼이 받아들이는 것처럼 보이게 만들 수 있으며, 이것이 참가자들이 경험을 허용하고 느끼며 그것에 반응하지 않도록 하는 데 도움이 될 수 있다. 개인적으로 연습을 해온 MBI 지도자에게는 이러한 설명이 활용 가능한 반응 목록의 확장을 돕지만, 수련 경험이 없는 교사의 반응 목록에는 잘 통합되지 않는 것으로 보인다. 이러한 이유 때문에 교사나 치료사가 자연스럽게 마음챙김의 모범이 되기 위해 개인적으로 수련하는 것이 필수이며, 이것이 MBI를 가르치는 가장 효과적인 방법의 하나인 것 같다.

MBI를 가르치기 위해, 특히 외상 경험이 있는 사람들과 작업하기 위해 일반적으로 얼마나 훈련받아야 하는가는 중요한 질문이지만 명확한 답은 없다. 훈련과정뿐 아니라, 교사의 성격 특성과 이전의 효과적인 마음챙김 교육 및 명상 경험을 고려하는 것도 중요하다. 마음챙김기반 스트레스 감소(mindfulness based stress reduction, MBSR)와 MBCT 같은 다양한 MBI 기법에서 교사용 훈련지침과 더불어 훈련세미나 참석, 개인수련 경험, 재처리, 그리고 임상적 지도감독 등과 같은 자격요건을 갖추고 있다(Crane, Kuyken, Hasings, Rothwell, & Williams, 2010). 뿐만 아니라 MBCT와 MBSR을 위한 교사의 자격과 관련된 신뢰롭고 타당한 규정을 마련하기 위해 연구를 통한 다양한 방법들이 모색되어 왔다(Crane et al., 2012; Crane et al., 2013). 연구의 관점에서, 교사나 치료사의 자격 평가를 포함한 개입의 통합성 확보는 양질의 임상적 개입의 중요한 측면이다.

좋은 교사의 성격특질이 MBI 교사에 대한 교육의 필요성과는 매우 독립적이라는 또 다른 견해가 존재한다. 이런 견해는 효율적인 교사들의 중요 성격특질을 연구하기 위해 12명의 마음챙김 교사를 대상으로 실시한 반구조화된 인터뷰를 포함한 질적 연구 결과에 근거한다. 유능한 마음챙김 교사와 관련된 주제로는 충분한 공감과 통찰, 교사 자신의 마음챙김 수련 구현, 상태 변화에 대한 개방적 자세와 융통성 있는 존재 방식, 자기 생활 경험을 공유함, 참가자의 행복에 대한 관심을 전달하는 방법을 가지고 있음, 그리고 고정된 교육과정에 집착하기보다 상황별로 잠재성을 인지하는 것 등이 있다. 또한 교사는 교습의 맥락에 대한 이해를 해야 한다(Ahlin & Kjellgren, 2016).

우리는 외상 생존자들에게 MBI를 가르칠 때 교사가 구조화된 특정 MBI 훈련을 개인적으로 경험하는 것과 마음챙김 연습을 바람직한 방식으로 오래 지속하는 것 모두 중요하다고 생각한다. 위에 기술한 바와 같이, 집단 지도자는 참가자들에게 주의 깊은 방법으로 모범이 될 수 있어야 한다. 임상적 견지에서, 장애를 유지하는 요소들을 다룸에 있어 마음챙김을 적용하도록 충분히 강조하기 위해 교사와 치료사들이 참가자들이 직면하게 될 임상적 상태들에 대한 적절한 기술과 구조를 제공하는 솜씨를 가지는 것도 중요하다(Teasdale et al., 2003).

참가자와 집단 지도자 모두를 위한 지속적인 지원

이제 마음챙김 연습자들에 대한 지속적 지원촉진 방법으로 주제를 전환하겠다. 이것은 매우 중요한 쟁점인데, 마음챙김명상이라는 씨앗에 물을 뿌리는 것과 흡사해서 물을 뿌리고 토양을 돌봐야 씨앗이 뿌리를 내리고 자라 미래에 꽃을 피우고 열매를 맺을 수 있기 때문이다. 이와 같이 마음챙김이 미래의 스트레스나 도전에 도움이 되려면 연습을 일상화해야 한다. MBI 과정이 종료될 때, 일반적으로 교사나 치료사들은 명상 연습에 대한 참가자들의 이해를 계속 발전시키는 데에 도움이 되는 방법들에 대해 논의한다. 때로 몇 년 전에 MBI 과정을 수료한 후 추가적 지지 없이 매일 콤팩트디스크의 안내에 따라 명상하는 것만을 계속해 온 환자들을 만나기는 하지만, 지지적인 공동체 없이 동요하지 않고 오랫동안 노력하는 것은 매우 예외적인 일이라고 생각된다. 많은 사람들이 명상에 대한 이해를 심화하고 통합하는 것을 도와주는 부가적인 구조와 지속적인 교육 그리고 유사한 도전 속에서 격전 중인 다른 사람들과의 접촉 기회를 가지고 싶다는 욕구를 표현한다. 지속적인 지지를 위해 MBI 과정을 완성한 사람들에게 간헐적인 보수교육이나 MBI 동기 모임 제공, 참가자들의 자율적인 동기모임 권장, 다른 기관에서 진행 중인 수업 이용 가능성에 대한 설명 등을 제공할 수 있다. 참가자들이 연습을 지속하여 이해의 통합을 위해 노력함에 따라 이런 선택 안들이 얼마나 중요한지가 입증될 수 있다. 많은, 또는 논란의 여지가 있기는 하겠으나, 아마도 모든 사람들에게 지속적인 지지는 필수다.

지지가 필요한 사람에는 MBI를 지도하는 교사와 치료사도 포함된다. 인솔 집단 자체가 교사나 치료사에게 일종의 지지와 자양분을 제공할 수는 있지만, 많은 MBI 집단 지도자들은 마음챙김을 가르치기 위해 다른 형태의 지지가 필요한 환경에서 실무를 진행한다. 일부 MBI 교사나 치료사들은 감정적으로 고통스러운 사람들을 돕기 위한 최선의 방법이나 참가자 모집, 의뢰, 연습 장소 예약 및 비용 청구 등의 복잡한 업무를 처리하는 방법을 포함한 다양한 질문이나 도전에 대해 논의할 수 있는 동료집단으로부터 비교적 고립된 상태에서 집단을 지도한다. 많은 사람들이 불교 단체와의 지속적인 제휴와 정기적인 불교 수행 참석을 통해 실무에 대해 좀 더 많이 배우고 있기는 하지만, 이러한 형식은 더 임상적인 문제해결에 필요한 지지를 제공해주지는 못해서 장애물에 대한 논리적 해결은 분명 아니다. 사실, 우리가 MBI 교사들과 작업했던 동안 빈번하게 접한 욕구는 연습 교육 경험이 있는 다른 사람들과 접촉하는 가용한 방법들을 증가시키는 것이었다.

MBI 집단 지도자들에 대한 지지가 유익한 이유 중 하나는 아마도 MBI 교사들과 치료사들이 처음에는 자신의 상처를 치유하거나 개인적 도전과 곤란을 다루기 위한 방편으로 마음챙김 연습을 찾았기 때문일 것이다. 그리고 모든 다른 단계들과 마찬가지로, 마음챙김 연습이 도움이 됨에도 불구하고 모든 인간에게 그러하듯 부가적인 도전들이 여전히 존재한다. MBI 지도자들에게 접촉과 상호지지 방안을 제공하는 것은 지속적인 마음챙김 연습에도 불구하고 직면할 수밖에 없는 개인적 어려움과 도전들에 직면해서 계속 성장해나가는 것에 도움이 된다. Jack Engler(2006)은 이와 관련해서 다음과 같이 말한 바 있다.

> 불안, 욕구, 신념구조, 정서 양식 혹은 우리 자신의 역동적 개인사와 우리 자신의 특성에 면역력 있는 명상이나 영적 수련법은 존재하지 않는다. 하루의 끝에서, 우리는 여전히 영적 실천이 불필요해지기를 바랐던 자신의 측면들과 협력해야만 한다. (19쪽)

우리는 MBI 교사와 치료사들이 지역의 MBI 교사조직에의 합류 (혹은 조직설립), 정기적 수행이나 MBI 교사들을 위한 집단에 참석하기 혹은 지지와 접속을 위한 비공식적 사회집단에 정기적으로 참여하는 것 등과 같은 형태로 지역사회 동료들과 꾸준히 관계 맺어갈 것을 제안한다. 지지라는 견지에서 MBI 지도자들을 위한 보다 구체적인 해법을 제시하지는 않았으나, 이 쟁점을 강조함으로써 MBI 지도자들이 종종 자신에게도 지지가 필요하다는 점을 기억할 수 있기 바란다.

맺는말

이 책의 전반에 걸쳐, 우리는 임상적 환경에서 외상을 경험한 사람들에게 MBI를 제공하는 것이 긍정적인 변화와 성장을 이끌 수 있음이 현시점에서 부분적으로 검증 가능함을 강조하고 있다. 이 책의 각 장에서 기술한 바와 같이, 마음챙김 집단 지도자뿐 아니라 만성적 상태에 대한 도움이 필요한 환자들이 이해할 수 있고 이치에 맞는 기제들이 존재한다. 비록 더 많은 작업이 필요하기는 하나, 여러 사람의 구체화한 노력을 통해 우리는 마음챙김명상이 어려운 상황에 직면한 사람들이 삶을 좀 더 충실하게 살 수 있도록 돕는 방법임을 확인하기 시작했다. 우리는 외상의 결과로 고통 받는 사람들에게 마음챙김명상을 가르치는 것에 초점 맞추어 전달한 정보와 신념들이 다른 사람들의 작업에 차례로 영향을 미칠 수 있기를, 그래서 외상을 입은 사람들을 돕는 것에 목표를 둔 치료와 접근들이 좀 더 세련되어지기를 희망한다.

참고문헌

Addante, R., Naliboff, B., Shih, W., Presson, A. P., Tillisch, K., Mayer, E. A., & Chang, L. (2018). Predictors of health-related quality of life in irritable bowel syndrome patients compared with healthy individuals. *Journal of Clinical Gastroenterology.* Advance online publication. http://dx.doi.org/10.1097/ MCG.0000000000000978

Afari, N., Ahumada, S. M., Wright, L. J., Mostoufi, S., Golnari, G., Reis, V., & Cuneo, J. G. (2014). Psychological trauma and functional somatic syndromes: A systematic review and meta-analysis. *Psychosomatic Medicine*, 76, 2–11. http://dx.doi.org/10.1097/PSY.0000000000000010

Ahlin, K., & Kjellgren, A. J. (2016). Prerequisites for teaching mindfulness and meditation: Experienced teachers from different traditions share their insights. *Journal of Yoga & Physical Therapy*, 6, 243. http://dx.doi.org/10.4172/ 2157-7595.1000243

Allen, M., Bromley, A., Kuyken, W., & Sonnenberg, S. J. (2009). Participants' experiences of mindfulness-based cognitive therapy: "It changed me in just about every way possible." *Behavioural and Cognitive Psychotherapy*, 37, 413–430. http://dx.doi.org/10.1017/S135246580999004X

American Psychiatric Association. (2013). Trauma- and stressor-related disorders. In *Diagnostic and statistical manual of mental disorders* (5th ed.). Washington, DC: Author. http://dx.doi.org/10.1176/appi.books.9780890425596.dsm07

Amutio, A., Franco, C., Pérez-Fuentes, M. C., Gázquez, J. J., & Mercader, I. (2015). Mindfulness training for reducing anger, anxiety, and depression in fibromyalgia patients. *Frontiers in Psychology*, 5, 1572. http://dx.doi.org/ 10.3389/fpsyg.2014.01572

Amutio, A., Franco, C., Sánchez-Sánchez, L. C., Pérez-Fuentes, M. D. C., Gázquez-

Linares, J. J., Van Gordon, W., & Molero-Jurado, M. D. M. (2018). Effects of mindfulness training on sleep problems in patients with fibromyalgia. *Frontiers in Psychology*, 9, 1365. http://dx.doi.org/10.3389/ fpsyg.2018.01365

Asmundson, G. J., & Katz, J. (2009). Understanding the co-occurrence of anxiety disorders and chronic pain: State-of-the-art. *Depression and Anxiety,* 26, 888–901. http://dx.doi.org/10.1002/da.20600

Back, S. E., Killeen, T. K., Teer, A. P., Hartwell, E. E., Federline, A., Beylotte, F., & Cox, E. Q. (2014). Substance use disorders and PTSD: An exploratory study of treatment preferences among military veterans. *Addictive Behaviors*, 39, 369–373.

Baer, R. A. (2003). Mindfulness training as a clinical intervention: A conceptual and empirical review. *Clinical Psychology: Science and Practice, 10*, 125–143. http://dx.doi.org/10.1093/clipsy.bpg015

Bair, M. J., Poleshuck, E. L., Wu, J., Krebs, E. K., Damush, T. M., Tu, W., & Kro enke, K. (2013). Anxiety but not social stressors predict 12-month depression and pain severity. The Clinical Journal of Pain, 29, 95–101. http:// dx.doi.org/10.1097/AJP.0b013e3182652ee9

Beck, J. G., & Clapp, J. D. (2011). A different kind of comorbidity: Understanding posttraumatic stress disorder and chronic pain. *Psychological Trauma: Theory, Research, Practice, and Policy, 3*, 101–108. http://dx.doi.org/10.1037/a0021263

Bennett, H., & Wells, A. (2010). Metacognition, memory disorganization and rumination in posttraumatic stress symptoms. Journal of Anxiety Disorders, 24, 318–325. http://dx.doi.org/10.1016/j.janxdis.2010.01.004

Bisson, J. I., Roberts, N. P., Andrew, M., Cooper, R., & Lewis, C. (2013). Psycho logical therapies for chronic post-traumatic stress disorder (PTSD) in adults [Review]. *Cochrane Database of Systematic Reviews, 12*, CD003388. http://dx.doi.org/10.1002/14651858.CD003388.pub4

Boscarino, J. A. (1997). Diseases among men 20 years after exposure to severe stress: Implications for clinical research and medical care. *Psychosomatic Medicine,* 59, 605–614. http://dx.doi.org/10.1097/00006842-199711000-00008

Boscarino, J. A. (2006). Posttraumatic stress disorder and mortality among U.S. Army veterans 30 years after military service. *Annals of Epidemiology*, 16, 248–

256. http://dx.doi.org/10.1016/j.annepidem.2005.03.009

Bowen, S., Chawla, N., Collins, S. E., Witkiewitz, K., Hsu, S., Grow, J., . . . Marlatt, A. (2009). Mindfulness-based relapse prevention for substance use disorders: A pilot efficacy trial. *Substance Abuse, 30,* 295–305. http:// dx.doi.org/10.1080/08897070903250084

Bowen, S., Witkiewitz, K., Clifasefi, S. L., Grow, J., Chawla, N., Hsu, S. H., . . . Larimer, M. E. (2014). Relative efficacy of mindfulness-based relapse prevention, standard relapse prevention, and treatment as usual for substance use disorders: A randomized clinical trial. *JAMA Psychiatry, 71,* 547–556. http://dx.doi.org/10.1001/jamapsychiatry.2013.4546

Boyd, J. E., Lanius, R. A., & McKinnon, M. C. (2018). Mindfulness-based treat ments for posttraumatic stress disorder: A review of the treatment literature and neurobiological evidence. *Journal of Psychiatry & Neuroscience, 43,* 7–25. http://dx.doi.org/10.1503/jpn.170021

Bradley, R., Greene, J., Russ, E., Dutra, L., & Westen, D. (2005). A multidimension al meta-analysis of psychotherapy for PTSD. *The American Journal of Psychiatry,* 162, 214–227. http://dx.doi.org/10.1176/appi.ajp.162.2.214

Bremner, J. D., Mishra, S., Campanella, C., Shah, M., Kasher, N., Evans, S., . . . Car mody, J. (2017). A pilot study of the effects of mindfulness-based stress reduction on post-traumatic stress disorder symptoms and brain response to traumatic reminders of combat in Operation Enduring Freedom/Operation Iraqi Freedom combat veterans with post-traumatic stress disorder. *Frontiers in Psychiatry*, 8, 157. Advance online publication. http://dx.doi.org/10.3389/ fpsyt.2017.00157

Breslau, N., Kessler, R. C., Chilcoat, H. D., Schultz, L. R., Davis, G. C., & Andres ki, P. (1998). Trauma and posttraumatic stress disorder in the community: The 1996 Detroit Area Survey of Trauma. *Archives of General Psychiatry,* 55, 626–632. http://dx.doi.org/10.1001/archpsyc.55.7.626

Brewer, J. A., Sinha, R., Chen, J. A., Michalsen, R. N., Babuscio, T. A., Nich, C., . . . Rounsaville, B. J. (2009). Mindfulness training and stress reactivity in substance abuse: Results from a randomized, controlled stage I pilot study. *Substance Abuse, 30*, 306–317. http://dx.doi.org/10.1080/08897070903250241

Briere, J. (2015). Pain and suffering: A synthesis of Buddhist and Western approach es to trauma. In V. M. Follette, J. Briere, D. Rozelle, J. W. Hopper, & D. I. Rome (Eds.), *Mindfulness-oriented interventions for trauma: Integrating contemplative practices* (pp. 11–30). New York, NY: Guilford Press.

Burton, C. (2003). Beyond somatisation: A review of the understanding and treat ment of medically unexplained physical symptoms (MUPS). *British Journal of General Practice,* 53(488), 231–239.

Campbell, C. M., McCauley, L., Bounds, S. C., Mathur, V. A., Conn, L., Simango, M., . . . Fontaine, K. R. (2012). Changes in pain catastrophizing predict later changes in fibromyalgia clinical and experimental pain report: Cross-lagged panel analyses of dispositional and situational catastrophizing. *Arthritis Research & Therapy,* 14, R231. http://dx.doi.org/10.1186/ar4073

Cherkin, D. C., Sherman, K. J., Balderson, B. H., Cook, A. J., Anderson, M. L., Hawkes, R. J., . . . Turner, J. A. (2016). Effect of mindfulness-based stress reduction vs. cognitive behavioral therapy or usual care on back pain and functional limitations in adults with chronic low back pain: A randomized clinical trial. *JAMA, 315*, 1240–1249. http://dx.doi.org/10.1001/jama.2016.2323

Chesin, M. S., Benjamin-Phillips, C. A., Keilp, J., Fertuck, E. A., Brodsky, B. S., & Stanley, B. (2016). Improvements in executive attention, rumination, cognitive reactivity, and mindfulness among high-suicide risk patients participating in adjunct mindfulness-based cognitive therapy: Preliminary findings. *The Journal of Alternative and Complementary Medicine*, 22, 642–649. http:// dx.doi.org/10.1089/acm.2015.0351

Chesney, E., Goodwin, G. M., & Fazel, S. (2014). Risks of all-cause and suicide mortality in mental disorders: A meta-review. *World Psychiatry, 13*, 153–160. http://dx.doi.org/10.1002/wps.20128

Chiesa, A., & Serretti, A. (2014). Are mindfulness-based interventions effective for substance use disorders? A systematic review of the evidence. *Substance Use & Misuse, 49*, 492–512. http://dx.doi.org/10.3109/10826084.2013.770027

Chopko, B. A., & Schwartz, R. C. (2013). The relation between mindfulness and posttraumatic stress symptoms among police officers. *Journal of Loss and Trau-*

ma, 18, 1–9. http://dx.doi.org/10.1080/15325024.2012.674442

Clark, D. A., & Beck, A. T. (1990). Cognitive therapy of anxiety and depression. In R. E. Ingram (Ed.), *Contemporary psychological approaches to depression* (pp. 155–167). New York, NY: Plenum Press. http://dx.doi.org/10.1007/ 978-1-4613-0649-8_10

Cloitre, M. (2015). The "one size fits all" approach to trauma treatment: Should we be satisfied? *European Journal of Psychotraumatology, 6*, 27344. http:// dx. doi.org/10.3402/ejpt.v6.27344

Cole, M. A., Muir, J. J., Gans, J. J., Shin, L. M., D'Esposito, M., Harel, B. T., & Schembri, A. (2015). Simultaneous treatment of neurocognitive and psychiatric symptoms in veterans with post-traumatic stress disorder and history of mild traumatic brain injury: A pilot study of mindfulness-based stress reduction. *Military Medicine, 180, 956–963.* http://dx.doi.org/10.7205/ MILMED-D-14-00581

Crane, R. S., Eames, C., Kuyken, W., Hastings, R. P., Williams, J. M. G., Bartley, T., . . . Surawy, C. J. (2013). Development and validation of the mindfulness-based interventions: Teaching assessment criteria (MBI: TAC). *Assessment, 20*, 681–688. http://dx.doi.org/10.1177/1073191113490790

Crane, R. S., & Kuyken, W. (2013). The implementation of mindfulness-based cog nitive therapy: Learning from the UK health service experience. *Mindfulness,* 4, 246–254. http://dx.doi.org/10.1007/s12671-012-0121-6

Crane, R. S., Kuyken, W., Hastings, R. P., Rothwell, N., & Williams, J. M. G. (2010). Training teachers to deliver mindfulness-based interventions: Learning from the UK experience. *Mindfulness, 1,* 74–86. http://dx.doi.org/10.1007/ s12671-010-0010-9

Crane, R. S., Kuyken, W., Williams, J. M. G., Hastings, R. P., Cooper, L., & Fennell, M. J. V. (2012). Competence in teaching mindfulness-based courses: Concepts, development and assessment. *Mindfulness, 3,* 76–84. http://dx.doi.org/ 10.1007/ s12671-011-0073-2

Creamer, M., Burgess, P., & McFarlane, A. C. (2001). Post-traumatic stress disorder: Findings from the Australian National Survey of Mental Health and Well-being. *Psychological Medicine,* 31, 1237–1247. http://dx.doi.org/10.1017/

S0033291701004287

Creswell, J. D. (2017). Mindfulness interventions. Annual *Review of Psycholo gy, 68*, 491–516. http://dx.doi.org/10.1146/annurev-psych-042716-051139

Crowe, M., Jordan, J., Burrell, B., Jones, V., Gillon, D., & Harris, S. (2016). Mind fulness-based stress reduction for long-term physical conditions: A systematic review. *Australian & New Zealand Journal of Psychiatry, 50*, 21–32. http://dx.doi.org/10.1177/0004867415607984

Dalgleish, T., Moradi, A. R., Taghavi, M. R., Neshat-Doost, H. T., & Yule, W. (2001). An experimental investigation of hypervigilance for threat in children and adolescents with post-traumatic stress disorder. *Psychological Medicine, 31*, 541–547. http://dx.doi.org/10.1017/S0033291701003567

Davidson, J. R. T. (2001). Recognition and treatment of posttraumatic stress disor der. *JAMA, 286,* 584–588. http://dx.doi.org/10.1001/jama.286.5.584

Davis, D. A., Luecken, L. J., & Zautra, A. J. (2005). Are reports of childhood abuse related to the experience of chronic pain in adulthood? A meta-analytic review of the literature. *The Clinical Journal of Pain, 21,* 398–405. http:// dx.doi.org/10.1097/01.ajp.0000149795.08746.31

Davis, L. L., Whetsell, C., Hamner, M. B., Carmody, J., Rothbaum, B. O., Allen, R. S., . . . Bremner, J. D. (2018). A multisite randomized controlled trial of mindfulness-based stress reduction in the treatment of posttraumatic stress disorder. *Psychiatric Research & Clinical Practice.* Advance online publication. Retrieved from http://dx.doi.org/10.1176/appi.prcp.20180002

Day, M. A. (2017). *Mindfulness-based cognitive therapy for chronic pain: A clinical manual and guide*. Malden, MA: Wiley. http://dx.doi.org/10.1002/9781119257875

Day, M. A., Jensen, M. P., Ehde, D. M., & Thorn, B. E. (2014). Toward a theoretical model for mindfulness-based pain management. *The Journal of Pain,* 15, 691–703. http://dx.doi.org/10.1016/j.jpain.2014.03.003

Deyo, M., Wilson, K. A., Ong, J., & Koopman, C. (2009). Mindfulness and rumina tion: Does mindfulness training lead to reductions in the ruminative thinking associated with depression? *EXPLORE: The Journal of Science and Healing, 5*,

265–271. http://dx.doi.org/10.1016/j.explore.2009.06.005

Dobie, D. J., Kivlahan, D. R., Maynard, C., Bush, K. R., Davis, T. M., & Bradley, K. A. (2004). Posttraumatic stress disorder in female veterans: Association with self-reported health problems and functional impairment. *Archives of Internal Medicine,* 164, 394–400. http://dx.doi.org/10.1001/archinte.164.4.394

Dorado, K., Schreiber, K. L., Koulouris, A., Edwards, R. R., Napadow, V., & Lazaridou, A. (2018). Interactive effects of pain catastrophizing and mindfulness on pain intensity in women with fibromyalgia. *Health Psychology Open,* 5. http://dx.doi.org/10.1177/2055102918807406

Dorrepaal, E., Thomaes, K., Hoogendoorn, A. W., Veltman, D. J., Draijer, N., & van Balkom, A. J. (2014). Evidence-based treatment for adult women with child abuse-related complex PTSD: A quantitative review. *European Journal of Psychotraumatology,* 5, 23613. http://dx.doi.org/10.3402/ejpt.v5.23613

Drossman, D. A. (2016). Functional gastrointestinal disorders: History, patho physiology, clinical features, and Rome IV. *Gastroenterology, 150,* 1262–1279e2. http://dx.doi.org/10.1053/j.gastro.2016.02.032

Drossman, D. A., Leserman, J., Li, Z., Keefe, F., Hu, Y. J., & Toomey, T. C. (2000). Effects of coping on health outcome among women with gastrointestinal disorders. *Psychosomatic Medicine,* 62, 309–317. http://dx.doi.org/10.1097/00006842-200005000-00004

Duncan, L. G., & Bardacke, N. (2010). Mindfulness-based childbirth and parenting education: Promoting family mindfulness during the perinatal period. *Journal of Child and Family Studies,* 19, 190–202. http://dx.doi.org/10.1007/ s10826-009-9313-7

Dutton, M. A. (2015). Mindfulness-based stress reduction for underserved trauma populations. In V. Follette, J. Briere, D. Rozelle, J. W. Hopper, & D. I. Rome (Eds.), *Mindfulness-oriented interventions for trauma* (pp. 243–256). New York, NY: Guilford Press.

Dutton, M. A., Bermudez, D., Matás, A., Majid, H., & Myers, N. L. (2013). Mindful ness-based stress reduction for low-income, predominantly African American women with PTSD and a history of intimate partner violence. *Cognitive and Be-*

havioral Practice, 20, 23–32. http://dx.doi.org/10.1016/ j.cbpra.2011.08.003

Ehlers, A., & Clark, D. M. (2000). A cognitive model of posttraumatic stress dis order. *Behaviour Research and Therapy,* 38, 319–345. http://dx.doi.org/ 10.1016/ S0005-7967(99)00123-0

Ehring, T., Szeimies, A.-K., & Schaffrick, C. (2009). An experimental analogue study into the role of abstract thinking in trauma-related rumination. *Behaviour Research and Therapy, 47,* 285–293. http://dx.doi.org/10.1016/ j.brat.2008.12.011

Eisendrath, S. J., Gillung, E., Delucchi, K., Mathalon, D. H., Yang, T. T., Satre, D. D., . . . Wolkowitz, O. M. (2015). A preliminary study: Efficacy of mindfulness-based cognitive therapy versus sertraline as first-line treatments for major depressive disorder. *Mindfulness,* 6, 475–482. http:// dx.doi.org/10.1007/s12671-014-0280-8

Engler, J. (2006). Promises and perils of the spiritual path. In M. Unno (Ed.), *Bud dhism and psychotherapy across cultures:* Essays on theories and practices (pp. 17–30). Somerville, MA: Wisdom.

Epstein, M. A. (2013). *The trauma of everyday life.* London, England: Penguin Books.

Erbes, C. R., Thuras, P., Lim, K. O., & Polusny, M. A. (2017). Letter in response to Drs. Lee and Hoge's commentary. *Evidence-Based Mental Health, 20,* 31. http:// dx.doi.org/10.1136/eb-2016-102595

Felleman, B. I., Stewart, D. G., Simpson, T. L., Heppner, P. S., & Kearney, D. J. (2016). Predictors of depression and PTSD treatment response among veterans participating in mindfulness-based stress reduction. *Mindfulness,* 7, 886–895. http://dx.doi.org/10.1007/s12671-016-0527-7

Foa, E. B., & Kozak, M. J. (1986). Emotional processing of fear: Exposure to cor rective information. *Psychological Bulletin, 99,* 20–35.

Foa, E. B., & Riggs, D. S. (1993). Posttraumatic stress disorder and rape. *American Psychiatric Press Review of Psychiatry, 12,* 273–303.

Fresco, D. M., Moore, M. T., van Dulmen, M. H. M., Segal, Z. V., Ma, S. H., Teas dale, J. D., & Williams, J. M. G. (2007). Initial psychometric properties of the Experiences Questionnaire: Validation of a self-report measure of decentering. *Behavior Therapy, 38,* 234–246. http://dx.doi.org/10.1016/

j.beth.2006.08.003

Frewen, P. A., Dozois, D. J. A., Neufeld, R. W. J., & Lanius, R. A. (2012). Distur bances of emotional awareness and expression in posttraumatic stress disorder: Meta-mood, emotion regulation, mindfulness, and interference of emotional expressiveness. *Psychological Trauma: Theory, Research, Practice, and Policy, 4*, 152–161. http://dx.doi.org/10.1037/a0023114

Friedman, M. J., Resick, P. A., & Keane, T. M. (2014). *Handbook of PTSD: Science and practice* (2nd ed.). New York, NY: Guilford Press.

Frost, N. D., Laska, K. M., & Wampold, B. E. (2014). The evidence for presentcen tered therapy as a treatment for posttraumatic stress disorder. *Journal of Traumatic Stress, 27*, 1–8. http://dx.doi.org/10.1002/jts.21881

Gallegos, A. M., Crean, H. F., Pigeon, W. R., & Heffner, K. L. (2017). Meditation and yoga for posttraumatic stress disorder: A meta-analytic review of randomized controlled trials. *Clinical Psychology Review, 58*, 115–124. http:// dx.doi.org/10.1016/j.cpr.2017.10.004

Garland, E. L., & Howard, M. O. (2018). Mindfulness-based treatment of addiction: Current state of the field and envisioning the next wave of research. *Addiction Science & Clinical Practice, 13,* 14. http://dx.doi.org/10.1186/ s13722-018-0115-3

Gerlock, A. A., Grimesey, J., & Sayre, G. (2014). Military-related posttraumatic stress disorder and intimate relationship behaviors: A developing dyadic relationship model. *Journal of Marital and Family Therapy, 40,* 344–356. http://dx.doi.org/10.1111/jmft.12017

Gilbert, P., & Procter, S. (2006). Compassionate mind training for people with high shame and self-criticism: Overview and pilot study of a group therapy approach. Clinical *Psychology & Psychotherapy, 13,* 353–379. http:// dx.doi.org/10.1002/cpp.507

Goldberg, S. B., Tucker, R. P., Greene, P. A., Davidson, R. J., Kearney, D. J., & Simpson, T. L. (2019). Mindfulness-based cognitive therapy for the treatment of current depressive symptoms: A meta-analysis. *Cognitive Behaviour Therapy*. http://dx.doi.org/10.1080/16506073.2018.1556330

Goldberg, S. B., Tucker, R. P., Greene, P. A., Davidson, R. J., Wampold, B. E., Kear ney, D. J., & Simpson, T. L. (2018). Mindfulness-based interventions for psychiatric disorders: A systematic review and meta-analysis. *Clinical Psychology Review, 59*, 52–60. http://dx.doi.org/10.1016/j.cpr.2017.10.011

Goldberg, S. B., Tucker, R. P., Greene, P. A., Simpson, T. L., Kearney, D. J., & Da vidson, R. J. (2017). Is mindfulness research methodology improving over time? A systematic review. *PLoS ONE, 12,* e0187298. http://dx.doi.org/ 10.1371/journal.pone.0187298

Goldsmith, R. E., Gerhart, J. I., Chesney, S. A., Burns, J. W., Kleinman, B., & Hood, M. M. (2014). Mindfulness-based stress reduction for posttraumatic stress symptoms: Building acceptance and decreasing shame. *Journal of Evidence-Based Complementary & Alternative Medicine, 19,* 227–234.

Goldstein, R. B., Smith, S. M., Chou, S. P., Saha, T. D., Jung, J., Zhang, H., . . . Grant, B. F. (2016). The epidemiology of DSM–5 posttraumatic stress disorder in the United States: Results from the National Epidemiologic Survey on Alcohol and Related Conditions-III. *Social Psychiatry and Psychiatric Epidemiology, 51,* 1137–1148. http://dx.doi.org/10.1007/s00127-016-1208-5

Goyal, M., Singh, S., Sibinga, E. M., Gould, N. F., Rowland-Seymour, A., Sharma, R., . . . Haythornthwaite, J. A. (2014). Meditation programs for psychological stress and well-being: A systematic review and metaanalysis. *JAMA Internal Medicine, 174,* 357–368. http://dx.doi.org/10.1001/ jamainternmed.2013.13018

Grabovac, A. D., Lau, M. A., & Willett, B. R. (2011). Mechanisms of mindfulness: A Buddhist psychological model. *Mindfulness,* 2, 154–166. http:// dx.doi.org/10.1007/s12671-011-0054-5

Harding, K., Simpson, T., & Kearney, D. J. (2018). Reduced symptoms of post-trau matic stress disorder and irritable bowel syndrome following mindfulness-based stress reduction among veterans. *The Journal of Alternative and Complementary Medicine, 24,* 1159–1165. http://dx.doi.org/ 10.1089/acm.2018.0135

Hayes, S. C., Strosahl, K., & Wilson, K. G. (1999). *Acceptance and commitment therapy: An experiential approach to behavior change.* New York, NY: Guilford Press.

Hilton, L., Ruelaz Maher, A., Colaiaco, B., Apaydin, E., Sorbero, M., Booth, M., . . .

Hempel, S. (2016). Meditation for posttraumatic stress: Systematic review and meta-analysis. Psychological Trauma: *Theory, Research, Practice, and Policy, 9*, 453–460. http://dx.doi.org/10.1037/tra0000180

Hofmann, S. G., Sawyer, A. T., Witt, A. A., & Oh, D. (2010). The effect of mind fulness-based therapy on anxiety and depression: A meta-analytic review. *Journal of Consulting and Clinical Psychology, 78,* 169–183. http:// dx.doi.org/10.1037/ a0018555

Holliday, S. B., Hull, A., Lockwood, C., Eickhoff, C., Sullivan, P., & Reinhard, M. (2014). Physical health, mental health, and utilization of complementary and alternative medicine services among Gulf War veterans. *Medical Care, 52*(Suppl. 5), S39–S44. http://dx.doi.org/10.1097/MLR.0000000000000223

Hölzel, B. K., Lazar, S. W., Gard, T., Schuman-Olivier, Z., Vago, D. R., & Ott, U. (2011). How does mindfulness meditation work? Proposing mechanisms of action from a conceptual and neural perspective. *Perspectives on Psychological Science,* 6, 537–559. http://dx.doi.org/10.1177/1745691611419671

Huijbers, M. J., Spinhoven, P., Spijker, J., Ruhé, H. G., van Schaik, D. J., van Op pen, P., . . . Speckens, A. E. (2016). Discontinuation of antidepressant medication after mindfulness-based cognitive therapy for recurrent depression: Randomised controlled non-inferiority trial. *The British Journal of Psychiatry, 208,* 366–373. http://dx.doi.org/10.1192/bjp.bp.115.168971

Hundt, N. E., Harik, J. M., Thompson, K. E., Barrera, T. L., & Miles, S. R. (2018). Increased utilization of prolonged exposure and cognitive processing therapy over time: A case example from a large Veterans Affairs posttraumatic stress disorder clinic. *Psychological Services, 15,* 429–436. http://dx.doi.org/ 10.1037/ ser0000138

Imel, Z. E., Laska, K., Jakupcak, M., & Simpson, T. L. (2013). Meta-analysis of dropout in treatments for posttraumatic stress disorder. *Journal of Consulting and Clinical Psychology, 81*, 394–404. http://dx.doi.org/10.1037/a0031474

Jain, S., Shapiro, S. L., Swanick, S., Roesch, S. C., Mills, P. J., Bell, I., & Schwartz, G. E. R. (2007). A randomized controlled trial of mindfulness meditation versus relaxation training: Effects on distress, positive states of mind, rumination, and distraction. *Annals of Behavioral Medicine, 33,* 11–21. http:// dx.doi.org/10.1207/s15324796abm3301_2

Jakupcak, M., Hoerster, K. D., Varra, A., Vannoy, S., Felker, B., & Hunt, S. (2011). Hopelessness and suicidal ideation in Iraq and Afghanistan War veterans reporting subthreshold and threshold posttraumatic stress disorder. *Journal of Nervous and Mental Disease, 199,* 272–275. http://dx.doi.org/10.1097/NMD.0b013e3182124604

Jeffreys, M. D., Reinfeld, C., Nair, P. V., Garcia, H. A., Mata-Galan, E., & Rentz, T. O. (2014). Evaluating treatment of posttraumatic stress disorder with cognitive processing therapy and prolonged exposure therapy in a VHA specialty clinic. *Journal of Anxiety Disorders, 28,* 108–114. http://dx.doi.org/ 10.1016/j.janxdis.2013.04.010

Jensen, M. P. (2011). Psychosocial approaches to pain management: An organiza tional framework. *Pain, 152,* 717–725. http://dx.doi.org/10.1016/j.pain.2010.09.002

Kabat-Zinn, J. (1982). An outpatient program in behavioral medicine for chronic pain patients based on the practice of mindfulness meditation: Theoretical considerations and preliminary results. *General Hospital Psychiatry, 4, 33–47.* http://dx.doi.org/10.1016/0163-8343(82)90026-3

Kabat-Zinn, J. (2005). *Full catastrophe living: Using the wisdom of your body and mind to face stress, pain, and illness* (15th ann. ed.). New York, NY: Delta Trade Paperback/Bantam Dell.

Kabat-Zinn, J. (2009). *Full catastrophe living: Using the wisdom of your body and mind to face stress, pain, and illness.* New York, NY: Delta.

Kabat-Zinn, J. (2013). *Full catastrophe living: Using the wisdom of your body and mind to face stress, pain, and illness* (2nd ed.). New York, NY: Bantam Books.

Kabat-Zinn, J., Lipworth, L., Burncy, R., & Sellers, W. (1986). Four-year follow-up of a meditation-based program for the self-regulation of chronic pain: Treatment outcomes and compliance. *The Clinical Journal of Pain, 2*, 159–173. http://dx.doi.org/10.1097/00002508-198602030-00004

Kamenov, K., Mellor-Marsá, B., Leal, I., Ayuso-Mateos, J. L., & Cabello, M. (2014).

Analysing psychosocial difficulties in depression: A content comparison between systematic literature review and patient perspective. *BioMed Research International, 2014,* 319634. Advance online publication. http:// dx.doi.org/10.1155/2014/319634

Karam, E. G., Friedman, M. J., Hill, E. D., Kessler, R. C., McLaughlin, K. A., Petukhova, M., . . . Koenen, K. C. (2014). Cumulative traumas and risk thresholds: 12-month PTSD in the World Mental Health (WMH) surveys. *Depression and Anxiety, 31*, 130–142. http://dx.doi.org/10.1002/da.22169

Kazdin, A. E., & Nock, M. K. (2003). Delineating mechanisms of change in child and adolescent therapy: Methodological issues and research recommendations. *The Journal of Child Psychology and Psychiatry, 44*, 1116–1129. http://dx.doi.org/10.1111/1469-7610.00195

Kearney, D. J., Malte, C. A., McManus, C., Martinez, M. E., Felleman, B., & Simp son, T. L. (2013). Loving-kindness meditation for posttraumatic stress disorder: A pilot study. *Journal of Traumatic Stress, 26,* 426–434. http:// dx.doi.org/10.1002/jts.21832

Kearney, D. J., McDermott, K., Malte, C., Martinez, M., & Simpson, T. L. (2012). Association of participation in a mindfulness program with measures of PTSD, depression and quality of life in a veteran sample. *Journal of Clinical Psychology, 68,* 101–116. http://dx.doi.org/10.1002/jclp.20853

Kearney, D. J., McDermott, K., Malte, C., Martinez, M., & Simpson, T. L. (2013). Effects of participation in a mindfulness program for veterans with posttraumatic stress disorder: A randomized controlled pilot study. *Journal of Clinical Psychology, 69*, 14–27. http://dx.doi.org/10.1002/jclp.21911

Kearney, D. J., McManus, C., Malte, C. A., Martinez, M., Felleman, B. I., & Simp son, T. (2014). Loving-kindness meditation and the broaden-and-build theory of positive emotions among veterans with posttraumatic stress disorder. *Medical Care, 52*(Suppl. 6), S32–S38.

Kearney, D. J., & Simpson, T. L. (2015). Broadening the approach to posttraumatic stress disorder and the consequences of trauma. *JAMA, 314,* 453–455. http://dx.doi.org/10.1001/jama.2015.7522

Kearney, D. J., Simpson, T. L., Malte, C. A., Felleman, B., Martinez, M. E., & Hunt, S. C. (2016). Mindfulness-based stress reduction in addition to usual care is associated with improvements in pain, fatigue, and cognitive failures among veterans with Gulf War illness. *The American Journal of Medicine, 129,* 204–214. http://dx.doi.org/10.1016/j.amjmed.2015.09.015

Kehle-Forbes, S. M., Meis, L. A., Spoont, M. R., & Polusny, M. A. (2016). Treat ment initiation and dropout from prolonged exposure and cognitive processing therapy in a VA outpatient clinic. *Psychological Trauma: Theory, Research, Practice, and Policy, 8*, 107–114. http://dx.doi.org/10.1037/tra0000065

Kessler, R. C. (2000). Posttraumatic stress disorder: The burden to the individual and to society. *The Journal of Clinical Psychiatry, 61*(Suppl. 5), 4–12.

Kessler, R. C., Berglund, P., Demler, O., Jin, R., Merikangas, K. R., & Walters, E. E. (2005). Lifetime prevalence and age-of-onset distributions of DSM-IV disorders in the National Comorbidity Survey replication: Erratum. *Archives of General Psychiatry, 62,* 768. http://dx.doi.org/10.1001/archpsyc.62.7.768

Kessler, R. C., Borges, G., & Walters, E. E. (1999). Prevalence of and risk factors for lifetime suicide attempts in the National Comorbidity Survey. *Archives of General Psychiatry, 56,* 617–626. http://dx.doi.org/10.1001/archpsyc.56.7.617

Kessler, R. C., Sonnega, A., Bromet, E., Hughes, M., & Nelson, C. B. (1995). Post traumatic stress disorder in the national comorbidity survey. *Archives of General Psychiatry,* 52, 1048–1060. http://dx.doi.org/10.1001/archpsyc.1995.03950240066012

Khantzian, E. J. (2003). The self-medication hypothesis revisited: The dually diag nosed patient. *Primary Psychiatry, 10(9),* 47–54.

Kimbrough, E., Magyari, T., Langenberg, P., Chesney, M., & Berman, B. (2010). Mindfulness intervention for child abuse survivors. *Journal of Clinical Psychology, 66*, 17–33. http://dx.doi.org/10.1002/jclp.20624

King, A. P., Block, S. R., Sripada, R. K., Rauch, S., Giardino, N., Favorite, T., . . . Liberzon, I. (2016). Altered default mode network (DMN) resting state functional connectivity following a mindfulness-based exposure therapy for posttraumatic stress disorder (PTSD) in combat veterans of Afghanistan and Iraq.

Depression and Anxiety, 33, 289–299. http://dx.doi.org/10.1002/da.22481

King, A. P., Erickson, T. M., Giardino, N. D., Favorite, T., Rauch, S. A., Robinson, E., . . . Liberzon, I. (2013). A pilot study of group mindfulnessbased cognitive therapy (MBCT) for combat veterans with posttraumatic stress disorder (PTSD). *Depression and Anxiety, 30,* 638–645. http://dx.doi.org/ 10.1002/da.22104

Kingston, T., Dooley, B., Bates, A., Lawlor, E., & Malone, K. (2007). Mindful nessbased cognitive therapy for residual depressive symptoms. *Psychology and Psychotherapy: Theory,* Research and Practice, 80, 193–203. http://dx.doi.org/ 10.1348/147608306X116016

Koob, G. F., & Volkow, N. D. (2010). Neurocircuitry of addiction. *Neuropsycho pharmacology, 35*, 217–238. http://dx.doi.org/10.1038/npp.2009.110

Kornfield, J. (1993). *A path with heart.* New York, NY: Bantam.

Kraemer, H. C., Wilson, G. T., Fairburn, C. G., & Agras, W. S. (2002). Mediators and moderators of treatment effects in randomized clinical trials. *Archives of General Psychiatry, 59,* 877–883. http://dx.doi.org/10.1001/ archpsyc.59.10.877

Krejci, L. P., Carter, K., & Gaudet, T. (2014). Whole health: The vision and imple mentation of personalized, proactive, patient-driven health care for veterans. *Medical Care, 52*(Suppl. 5), S5–S8. http://dx.doi.org/10.1097/ MLR.0000000000000226

Kristeller, J., Wolever, R. Q., & Sheets, V. (2014). Mindfulness-based eating aware ness training (MB-EAT) for binge eating: A randomized clinical trial. *Mindfulness, 5,* 282–297. http://dx.doi.org/10.1007/s12671-012-0179-1

Kroenke, K., Wu, J., Bair, M. J., Krebs, E. E., Damush, T. M., & Tu, W. (2011). Reciprocal relationship between pain and depression: A 12-month longitudinal analysis in primary care. *The Journal of Pain, 12*, 964–973. http:// dx.doi.org/10.1016/j.jpain.2011.03.003

Kroesen, K., Baldwin, C. M., Brooks, A. J., & Bell, I. R. (2002). US military vet erans' perceptions of the conventional medical care system and their use of complementary and alternative medicine. *Family Practice,* 19, 57–64. http:// dx.doi.org/10.1093/fampra/19.1.57

Kummar, A. S. (2018). Mindfulness and fear extinction: A brief review of its current neuropsychological literature and possible implications for posttraumatic stress disorder. *Psychological Reports, 121,* 792–814.

Kuyken, W., Hayes, R., Barrett, B., Byng, R., Dalgleish, T., Kessler, D., . . . Byford, S. (2015). Effectiveness and cost-effectiveness of mindfulness-based cognitive therapy compared with maintenance antidepressant treatment in the prevention of depressive relapse or recurrence (PREVENT): A randomised controlled trial. *The Lancet, 386*, 63–73. http://dx.doi.org/10.1016/ S0140-6736(14)62222-4

Kuyken, W., Warren, F. C., Taylor, R. S., Whalley, B., Crane, C., Bondolfi, G., . . . Dalgleish, T. (2016). Efficacy of mindfulness-based cognitive therapy in prevention of depressive relapse: An individual patient data meta-analysis from randomized trials. *JAMA Psychiatry, 73,* 565–574. http://dx.doi.org/ 10.1001/jamapsychiatry.2016.0076

Kuyken, W., Watkins, E., Holden, E., White, K., Taylor, R. S., Byford, S., . . . Dal gleish, T. (2010). How does mindfulness-based cognitive therapy work? *Behaviour Research and Therapy,* 48, 1105–1112. http://dx.doi.org/10.1016/j.brat.2010.08.003

Lacy, B. E., & Patel, N. K. (2017). Rome criteria and a diagnostic approach to irrita ble bowel syndrome. *Journal of Clinical Medicine, 6,* 99. http:// dx.doi.org/10.3390/jcm6110099

Lakhan, S. E., & Schofield, K. L. (2013). Mindfulness-based therapies in the treat ment of somatization disorders: A systematic review and meta-analysis. *PLoS ONE, 8,* e71834. http://dx.doi.org/10.1371/journal.pone.0071834

Lang, A. J., Strauss, J. L., Bomyea, J., Bormann, J. E., Hickman, S. D., Good, R. C., & Essex, M. (2012). The theoretical and empirical basis for meditation as an intervention for PTSD. *Behavior Modification, 36,* 759–786. Advance online publication. http://dx.doi.org/10.1177/0145445512441200

Lee, D. A., Scragg, P., & Turner, S. (2001). The role of shame and guilt in traumatic events: A clinical model of shame-based and guilt-based PTSD. *British Journal of Medical Psychology, 74*, 451–466.

Lee, D. J., & Hoge, C. W. (2017). Significant methodological flaws limit conclusions drawn by authors of a recent PTSD mindfulness study. *Evidence-Based Mental*

Health, 20, 30. http://dx.doi.org/10.1136/eb-2016-102308

Li, W., Howard, M. O., Garland, E. L., McGovern, P., & Lazar, M. (2017). Mind fulness treatment for substance misuse: A systematic review and meta-analysis. *Journal of Substance Abuse Treatment, 75,* 62–96. http://dx.doi.org/10.1016/ j.j-sat.2017.01.008

Libby, D. J., Pilver, C. E., & Desai, R. (2012). Complementary and alternative med icine in VA specialized PTSD treatment programs. *Psychiatric Services, 63,* 1134–1136. http://dx.doi.org/10.1176/appi.ps.201100456

Libby, D. J., Pilver, C. E., & Desai, R. (2013). Complementary and alternative med icine use among individuals with posttraumatic stress disorder. *Psychological Trauma: Theory, Research, Practice, and Policy, 5,* 277–285. http://dx.doi.org/ 10.1037/a0027082

Litz, B. T., & Gray, M. J. (2002). Emotional numbing in posttraumatic stress disor der: Current and future research directions. *Australian & New Zealand Journal of Psychiatry, 36,* 198–204. http://dx.doi.org/10.1046/j.1440-1614. 2002.01002.x

Lucey, B. P., Clifford, D. B., Creighton, J., Edwards, R. R., McArthur, J. C., & Haythornthwaite, J. (2011). Relationship of depression and catastrophizing to pain, disability, and medication adherence in patients with HIV-associat-ed sensory neuropathy. *AIDS Care,* 23, 921–928. http://dx.doi.org/10.1080/ 09540121.2010.543883

Lynch, T. R., Chapman, A. L., Rosenthal, M. Z., Kuo, J. R., & Linehan, M. M. (2006). Mechanisms of change in dialectical behavior therapy: Theoretical and empir-ical observations. *Journal of Clinical Psychology, 62,* 459–480. http://dx.doi. org/10.1002/jclp.20243

Ma, S. H., & Teasdale, J. D. (2004). Mindfulness-based cognitive therapy for depres sion: Replication and exploration of differential relapse prevention effects. *Journal of Consulting and Clinical Psychology, 72,* 31–40. http:// dx.doi. org/10.1037/0022-006X.72.1.31

Maguen, S., Madden, E., Cohen, B., Bertenthal, D., & Seal, K. (2014). Association of mental health problems with gastrointestinal disorders in Iraq and Afghani-stan veterans. *Depression and Anxiety, 31,* 160–165. http:// dx.doi.org/10.1002/

da.22072

Magyari, T. (2015). Teaching mindfulness-based stress reduction and mindfulness to women with complex trauma. In V. Follette, J. Briere, D. Rozelle, J. W. Hopper, & D. I. Rome (Eds.), *Mindfulness-oriented interventions for trauma* (pp. 140–156). New York, NY: Guilford Press.

Markowitz, J. C., Petkova, E., Neria, Y., Van Meter, P. E., Zhao, Y., Hembree, E., . . . Marshall, R. D. (2015). Is exposure necessary? A randomized clinical trial of interpersonal psychotherapy for PTSD. *The American Journal of Psychiatry, 172,* 430–440. http://dx.doi.org/10.1176/appi.ajp.2014.14070908

Martinez, M. E., Kearney, D. J., Simpson, T., Felleman, B. I., Bernardi, N., & Sayre, G. (2015). Challenges to enrollment and participation in mindfulnessbased stress reduction among veterans: A qualitative study. *The Journal of Alternative and Complementary Medicine, 21,* 409–421. http://dx.doi.org/ 10.1089/acm.2014.0324

Meichenbaum, D. (2007). Stress inoculation training: A preventative and treatment approach. In P. M. Lehrer, R. L. Woolfolk, & W. S. Sime (Eds.), *Principles and practice of stress management* (3rd ed.; pp. 497–518). New York, NY: Guilford Press.

Meichenbaum, D. (2017). Stress inoculation training: A preventative and treatment approach. In D. Meichenbaum (Ed.), *The evolution of cognitive behavior therapy* (pp. 101–124). New York, NY: Routledge. http://dx.doi.org/10.4324/9781315748931

Mindfulness All-Party Parliamentary Group. (2015). *Mindful nation UK: Report by the Mindfulness All-Party Parliamentary Group (MAPPG)*. Sheffield, England: Author.

Moore, K. M., & Martin, M. E. (2015). Using MBCT in a chronic pain setting: A qualitative analysis of participants' experiences. *Mindfulness, 6,* 1129–1136.

Müller-Engelmann, M., Wünsch, S., Volk, M., & Steil, R. (2017). Mindfulnessbased stress reduction (MBSR) as a standalone intervention for posttraumatic stress disorder after mixed traumatic events: A mixed-methods feasibility study. *Frontiers in Psychology,* 8, 1407. Advance online publication. http:// dx.doi.org/10.3389/

fpsyg.2017.01407

Neff, K. D., & Germer, C. K. (2013). A pilot study and randomized controlled trial of the mindful self-compassion program. *Journal of Clinical Psychology, 69,* 28–44.

Niles, B. L., Klunk-Gillis, J., Ryngala, D. J., Silberbogen, A. K., Paysnick, A., & Wolf, E. J. (2012). Comparing mindfulness and psychoeducation treatments for combat-related PTSD using a telehealth approach. *Psychological Trauma*: Theory, Research, Practice, and Policy, 4, 538–547. http://dx.doi.org/ 10.1037/a0026161

Niles, B. L., Mori, D. L., Polizzi, C., Pless Kaiser, A., Weinstein, E. S., Gershkovich, M., & Wang, C. (2018). A systematic review of randomized trials of mind-body interventions for PTSD. *Journal of Clinical Psychology, 74,* 1485–1508. http://dx.doi.org/10.1002/jclp.22634

Nock, M. K. (2007). Conceptual and design essentials for evaluating mechanisms of change. *Alcoholism: Clinical & Experimental Research, 31*, 4s–12s. http://dx.doi.org/10.1111/j.1530-0277.2007.00488.x

Nolen-Hoeksema, S. (1991). Responses to depression and their effects on the dura tion of depressive episodes. *Journal of Abnormal Psychology, 100,* 569–582. http://dx.doi.org/10.1037/0021-843X.100.4.569

Nolen-Hoeksema, S. (2000). The role of rumination in depressive disorders and mixed anxiety/depressive symptoms. *Journal of Abnormal Psychology, 109,* 504–511. http://dx.doi.org/10.1037/0021-843X.109.3.504

Norman, S. B., Haller, M., Kim, H. M., Allard, C. B., Porter, K. E., Stein, M. B., . . . Rauch, S. A. M. (2018). Trauma related guilt cognitions partially mediate the relationship between PTSD symptom severity and functioning among returning combat veterans. *Journal of Psychiatric Research, 100,* 56–62. http://dx.doi.org/10.1016/j.jpsychires.2018.02.003

Norris, F. H., Murphy, A. D., Baker, C. K., & Perilla, J. L. (2003). Severity, timing, and duration of reactions to trauma in the population: An example from Mexico. *Biological Psychiatry, 53,* 769–778. http://dx.doi.org/10.1016/ S0006-3223(03)00086-6

Olatunji, B. O., Cisler, J. M., & Tolin, D. F. (2007). Quality of life in the anxiety disorders: A meta-analytic review. *Clinical Psychology Review, 27,* 572–581. http://dx.doi.org/10.1016/j.cpr.2007.01.015

Otis, J. D., Gregor, K., Hardway, C., Morrison, J., Scioli, E., & Sanderson, K. (2010). An examination of the co-morbidity between chronic pain and posttraumatic stress disorder on U.S. veterans. *Psychological Services, 7,* 126–135. http://dx.doi.org/10.1037/a0020512

Palmer, P. J. (2009). *A hidden wholeness: The journey toward an undivided life.* San Francisco, CA: Wiley.

Palpacuer, C., Gallet, L., Drapier, D., Reymann, J.-M., Falissard, B., & Naudet, F. (2017). Specific and non-specific effects of psychotherapeutic interventions for depression: Results from a meta-analysis of 84 studies. *Journal of Psychiatric Research, 87*, 95–104. http://dx.doi.org/10.1016/ j.jpsychires.2016.12.015

Panagioti, M., Gooding, P. A., & Tarrier, N. (2012). A meta-analysis of the associ ation between posttraumatic stress disorder and suicidality: The role of comorbid depression. *Comprehensive Psychiatry, 53,* 915–930. http:// dx.doi.org/10.1016/ j.comppsych.2012.02.009

Piet, J., & Hougaard, E. (2011). The effect of mindfulness-based cognitive therapy for prevention of relapse in recurrent major depressive disorder: A systematic review and meta-analysis. *Clinical Psychology Review, 31,* 1032–1040. http://dx.doi.org/10.1016/j.cpr.2011.05.002

Pole, N., Neylan, T. C., Otte, C., Metzler, T. J., Best, S. R., Henn-Haase, C., & Marmar, C. (2007). Associations between childhood trauma and emotionmodulated psychophysiological responses to startling sounds: A study of police cadets. *116,* 352–361. http://dx.doi.org/10.1037/0021-843X.116.2.352

Polusny, M. A., Erbes, C. R., Thuras, P., Moran, A., Lamberty, G. J., Collins, R. C., . . . Lim, K. O. (2015). Mindfulness-based stress reduction for posttraumatic stress disorder among veterans: A randomized clinical trial. *JAMA, 314,* 456–465. http://dx.doi.org/10.1001/jama.2015.8361

Possemato, K., Bergen-Cico, D., Treatman, S., Allen, C., Wade, M., & Pigeon, W. (2016). A randomized clinical trial of primary care brief mindfulness training for veterans with PTSD. *Journal of Clinical Psychology, 72,* 179–193. http://dx.doi.

org/10.1002/jclp.22241

Power, M. J., & Fyvie, C. (2013). The role of emotion in PTSD: Two preliminary studies. *Behavioural and Cognitive Psychotherapy, 41,* 162–172. http:// dx.doi. org/10.1017/S1352465812000148

Powers, M. B., Halpern, J. M., Ferenschak, M. P., Gillihan, S. J., & Foa, E. B. (2010). A meta-analytic review of prolonged exposure for posttraumatic stress disorder. *Clinical Psychology Review, 30*, 635–641. http://dx.doi.org/10.1016/ j.cpr.2010.04.007

Ramel, W. I., Goldin, P. R., Carmona, P. E., & McQuaid, J. R. (2004). The effects of mindfulness meditation on cognitive processes and affect in patients with past depression. *Cognitive Therapy and Research, 28,* 433–455. http:// dx.doi. org/10.1023/B:COTR.0000045557.15923.96

Rapaport, M. H., Clary, C., Fayyad, R., & Endicott, J. (2005). Quality-of-life impair ment in depressive and anxiety disorders. *The American Journal of Psychiatry,* 162, 1171–1178. http://dx.doi.org/10.1176/appi.ajp.162.6.1171

Reiner, K., Tibi, L., & Lipsitz, J. D. (2013). Do mindfulness-based interventions re duce pain intensity? A critical review of the literature. *Pain Medicine, 14,* 230–242. http://dx.doi.org/10.1111/pme.12006

Resick, P. A., & Miller, M. W. (2009). Posttraumatic stress disorder: Anxiety or traumatic stress disorder? *Journal of Traumatic Stress, 22*, 384–390. http:// dx. doi.org/10.1002/jts.20437

Resick, P. A., Wachen, J. S., Mintz, J., Young-McCaughan, S., Roache, J. D., Borah, A. M., . . . Peterson, A. L. (2015). A randomized clinical trial of group cognitive processing therapy compared with group present-centered therapy for PTSD among active duty military personnel. *Journal of Consulting and Clinical Psychology, 83,* 1058–1068. http://dx.doi.org/10.1037/ccp0000016

Resick, P. A., Williams, L. F., Suvak, M. K., Monson, C. M., & Gradus, J. L. (2012). Long-term outcomes of cognitive–behavioral treatments for posttraumatic stress disorder among female rape survivors. *Journal of Consulting and Clinical Psychology, 80,* 201–210. http://dx.doi.org/10.1037/a0026602

Rimes, K. A., & Wingrove, J. (2013). Mindfulness-based cognitive therapy for peo ple with chronic fatigue syndrome still experiencing cxcessive fatigue after cognitive behaviour therapy: A pilot randomized study. *Clinical Psychology & Psychotherapy, 20,* 107–117. http://dx.doi.org/10.1002/cpp.793

Safran, J. D., & Segal, Z. V. (1990). *Interpersonal process in cognitive therapy.* New York, NY: Basic Books.

Salzberg, S. (1995). *Lovingkindness: The revolutionary art of happiness.* Boston, MA: Shambhala.

Santorelli, S. F., Meleo-Meyers, F., & Koerbel, L. (2017). *Mindfulness-based stress reduction (MBSR) authorized curriculum guide* (Rev. ed.). Shrewsbury, MA: Center for Mindfulness in Medicine, Health Care, and Society, University of Massachusetts Medical School.

Schure, M. B., Simpson, T. L., Martinez, M., Sayre, G., & Kearney, D. J. (2018). Mindfulness-based processes of healing for veterans with post-traumatic stress disorder. *The Journal of Alternative and Complementary Medicine, 24,* 1063–1068. http://dx.doi.org/10.1089/acm.2017.0404

Scott, E. L., Kroenke, K., Wu, J., & Yu, Z. (2016). Beneficial effects of improvement in depression, pain catastrophizing, and anxiety on pain outcomes: A 12-month longitudinal analysis. The *Journal of Pain, 17,* 215–222. http:// dx.doi.org/10.1016/j.jpain.2015.10.011

Segal, Z. V., Williams, J. M. G., & Teasdale, J. D. (2013). *Mindfulness-based cogni tive therapy for depression* (2nd ed.). New York, NY: Guilford Press.

Serpa, J. G., Taylor, S. L., & Tillisch, K. (2014). Mindfulness-based stress reduction (MBSR) reduces anxiety, depression, and suicidal ideation in veterans. *Medical Care, 52*(Suppl. 5), S19–S24. http://dx.doi.org/10.1097/ MLR.0000000000000202

Shapiro, S. L., Carlson, L. E., Astin, J. A., & Freedman, B. (2006). Mechanisms of mindfulness. *Journal of Clinical Psychology,* 62, 373–386. http://dx.doi.org/10.1002/jclp.20237

Shea, T., & Schnurr, P. (2017). *Present-centered therapy* [VA PTSD Consultation Lecture Series: PowerPoint presentation]. Retrieved January 18, 2019, from https://www.ptsd.va.gov/professional/consult/2017lecture_archive/ 12202017_lecture_slides.pdf

Siegel, D. J. (2007). *The mindful brain: Reflection and attunement in the cultivation of well-being.* New York, NY: Norton.

Siegel, R. D. (2015). Mindfulness in the treatment of trauma-related chronic pain. In V. Follette, J. Briere, D. Rozelle, J. W. Hopper, & D. I. Rome (Eds.), *Mindfulness-oriented interventions for trauma* (pp. 15–18). New York, NY: Guilford Press.

Simpson, T. L., Rise, P., Browne, K. C., Lehavot, K., & Kaysen, D. (2019). Clinical presentations, social functioning, and treatment receipt among individuals with comorbid life-time PTSD and alcohol use disorders versus drug use disorders: Findings from NESARC-III. *Addiction.* Advance online publication. http://dx.doi.org/10.1111/add.14565

Simpson, T. L., Stappenbeck, C. A., Luterek, J. A., Lehavot, K., & Kaysen, D. L. (2014). Drinking motives moderate daily relationships between PTSD symptoms and alcohol use. *Journal of Abnormal Psychology, 123,* 237–247. http:// dx.doi.org/10.1037/a0035193

Sinha, R. (2007). The role of stress in addiction relapse. *Current Psychiatry Reports, 9,* 388–395. http://dx.doi.org/10.1007/s11920-007-0050-6

Sipe, W. E. B., & Eisendrath, S. J. (2012). Mindfulness-based cognitive therapy: Theory and practice. *The Canadian Journal of Psychiatry, 57,* 63–69. http:// dx.doi.org/10.1177/070674371205700202

Skelly, A. C., Chou, R., Dettori, J. R., Turner, J. A., Friedly, J. L., Rundell, S. D., . . . Ferguson, A. J. R. (2018). *Noninvasive nonpharmacological treatment for chronic pain: A systematic review* (Comparative Effectiveness Review No. 209). Rockville, MD: U.S. Department of Health and Human Services, Agency for Healthcare Research and Quality.

Steenkamp, M. M., Litz, B. T., Hoge, C. W., & Marmar, C. R. (2015). Psychotherapy for military-related PTSD: A review of randomized clinical trials. *JAMA, 314,* 489–500. http://dx.doi.org/10.1001/jama.2015.8370

Stein, M. B., Walker, J. R., Hazen, A. L., & Forde, D. R. (1997). Full and partial posttraumatic stress disorder: Findings from a community survey. *The American Journal of Psychiatry, 154,* 1114–1119. http://dx.doi.org/10.1176/ ajp.154.8.1114

Steinert, C., Hofmann, M., Leichsenring, F., & Kruse, J. (2015). The course of PTSD in naturalistic long-term studies: High variability of outcomes. A systematic review. *Nordic Journal of Psychiatry, 69,* 483–496. http://dx.doi.org/10.3109/08039488.2015.1005023

Stephenson, K. R., Simpson, T. L., Martinez, M. E., & Kearney, D. J. (2016). Changes in mindfulness and posttraumatic stress disorder symptoms among veterans enrolled in mindfulness-based stress reduction. *Journal of Clinical Psychology, 73,* 201–217. http://dx.doi.org/10.1002/jclp.22323 Copyright 2019

Teasdale, J. D., & Chaskalson, M. (2011a). How does mindfulness transform suf fering? I: The nature and origins of *dukkha. Contemporary Buddhism, 12,* 89–102. http://dx.doi.org/10.1080/14639947.2011.564824

Teasdale, J. D., & Chaskalson, M. (2011b). How does mindfulness transform suf fering? II: The transformation of d*ukkha. Contemporary Buddhism, 12*, 103–124. http://dx.doi.org/10.1080/14639947.2011.564826

Teasdale, J. D., Moore, R. G., Hayhurst, H., Pope, M., Williams, S., & Segal, Z. V. (2002). Metacognitive awareness and prevention of relapse in depression: Empirical evidence. *Journal of Consulting and Clinical Psychology, 70,* 275–287. http://dx.doi.org/10.1037/0022-006X.70.2.275

Teasdale, J. D., Segal, Z. V., & Williams, J. M. G. (2003). Mindfulness training and problem formulation. *Clinical Psychology Science and Practice, 10*, 157–160. http://dx.doi.org/10.1093/clipsy.bpg017

Thakur, E. R., Shapiro, J., Chan, J., Lumley, M. A., Cully, J. A., Bradford, A., & El-Serag, H. B. (2018). A systematic review of the effectiveness of psychological treatments for IBS in gastroenterology settings: Promising but in need of further study. *Digestive Diseases and Sciences,* 63, 2189–2201. Advance online publication. http://dx.doi.org/10.1007/s10620-018-5095-3

Thera, N. (1994). *The practice of loving-kindness (metta) as taught by the Buddha in the Pali Canon*. Retrieved from https://www.accesstoinsight.org/lib/ authors/nanamoli/wheel007.html

Treleaven, D. A. (2018). *Trauma-sensitive mindfulness: Practices for safe and trans formative healing.* New York, NY: Norton.

Tuerk, P. W., Yoder, M., Grubaugh, A., Myrick, H., Hamner, M., & Acierno, R. (2011). Prolonged exposure therapy for combat-related posttraumatic stress disorder: An examination of treatment effectiveness for veterans of the wars in Afghanistan and Iraq. *Journal of Anxiety Disorders, 25,* 397–403. http:// dx.doi.org/10.1016/j.janxdis.2010.11.002

U.S. Department of Veterans Affairs. (2016). *VA/DoD clinical practice guidelines: Management of major depressive disorder (MDD).* Retrieved from https://www.healthquality.va.gov/guidelines/MH/mdd/

U.S. Department of Veterans Affairs. (2017). *VA/DoD clinical practice guidelines: Management of posttraumatic stress disorder and acute stress reaction.* Retrieved from https://www.healthquality.va.gov/guidelines/MH/ptsd/

Van Dam, N. T., van Vugt, M. K., Vago, D. R., Schmalzl, L., Saron, C. D., Olendzki, A., . . . Meyer, D. E. (2018). Mind the hype: A critical evaluation and prescriptive agenda for research on mindfulness and meditation. *Perspectives on Psychological Science, 13,* 36–61. http://dx.doi.org/10.1177/ 1745691617709589

van der Velden, A. M., Kuyken, W., Wattar, U., Crane, C., Pallesen, K. J., Dahlgaard, J., . . . Piet, J. (2015). A systematic review of mechanisms of change in mindfulness-based cognitive therapy in the treatment of recurrent major depressive disorder. *Clinical Psychology Review, 37,* 26–39. http:// dx.doi.org/10.1016/ j.cpr.2015.02.001

van Minnen, A., Harned, M. S., Zoellner, L., & Mills, K. (2012). Examining po tential contraindications for prolonged exposure therapy for PTSD. *European Journal of Psychotraumatology, 3,* 18805. Advance online publication. http://dx.doi.org/10.3402/ejpt.v3i0.18805

Van Oudenhove, L., Levy, R. L., Crowell, M. D., Drossman, D. A., Halpert, A. D., Keefer, L., . . . Naliboff, B. D. (2016). Biopsychosocial aspects of functional gastrointestinal disorders: How central and environmental processes contribute to the development and expression of functional gastrointestinal disorders. *Gastroenterology, 150,* 1355–1367. http://dx.doi.org/10.1053/ j.gastro.2016.02.027

Veehof, M. M., Oskam, M. J., Schreurs, K. M. G., & Bohlmeijer, E. T. (2011). Ac ceptance-based interventions for the treatment of chronic pain: A systematic review and meta-analysis. *Pain, 152,* 533–542. http://dx.doi.org/ 10.1016/j.pain.2010.11.002

Viana, A. G., Paulus, D. J., Garza, M., Lemaire, C., Bakhshaie, J., Cardoso, J. B., . . . Zvolensky, M. J. (2017). Rumination and PTSD symptoms among traumaexposed Latinos in primary care: Is mindful attention helpful? *Psychiatry Research,* 258, 244–249. http://dx.doi.org/10.1016/j.psychres.2017.08.042

Vlaeyen, J. W. S., & Linton, S. J. (2000). Fear-avoidance and its consequences in chronic musculoskeletal pain: A state of the art. *Pain, 85,* 317–332. http:// dx.doi.org/10.1016/S0304-3959(99)00242-0

Vujanovic, A. A., Niles, B., Pietrefesa, A., Schmertz, S. K., & Potter, C. M. (2013). Mindfulness in the treatment of posttraumatic stress disorder among military veterans. *Spirituality in Clinical Practice,* 1(S), 15–25. http:// dx.doi.org/10.1037/2326-4500.1.S.15

Wahbeh, H., Lu, M., & Oken, B. (2011). Mindful awareness and non-judging in re lation to posttraumatic stress disorder symptoms. *Mindfulness, 2,* 219–227. http://dx.doi.org/10.1007/s12671-011-0064-3

Wampold, B. E., & Imel, Z. E. (2015). *The great psychotherapy debate: The evi dence for what makes psychotherapy work.* New York, NY: Routledge. http://dx.doi.org/10.4324/9780203582015

Wang, P. S., Lane, M., Olfson, M., Pincus, H. A., Wells, K. B., & Kessler, R. C. (2005). Twelve-month use of mental health services in the United States: Results from the National Comorbidity Survey Replication. *Archives of General Psychiatry, 62,* 629–640. http://dx.doi.org/10.1001/archpsyc.62.6.629

Watts, B. V., Schnurr, P. P., Mayo, L., Young-Xu, Y., Weeks, W. B., & Friedman, M. J. (2013). Meta-analysis of the efficacy of treatments for posttraumatic stress disorder. *The Journal of Clinical Psychiatry, 74,* e541–e550. http:// dx.doi.org/10.4088/JCP.12r08225

Weathers, F. W., Keane, T. M., & Davidson, J. R. (2001). Clinician-administered PTSD scale: A review of the first ten years of research. *Depression and Anxiety, 13*, 132–156. http://dx.doi.org/10.1002/da.1029

Weathers, F. W., Litz, B. T., Herman, D. S., Huska, J. A., & Keane, T. M. (1993).

The PTSD Checklist (PCL): Reliability, validity, and diagnostic utility. Paper presented at the 9th Annual Meeting of the International Society for Traumatic Stress Studies, San Antonio, TX.

Wessely, S., Nimnuan, C., & Sharpe, M. (1999). Functional somatic syndromes: One or many? *The Lancet, 354,* 936–939. http://dx.doi.org/10.1016/ S0140-6736(98)08320-2

Williams, J. M. G. (2008). Mindfulness, depression and modes of mind. *Cognitive Therapy and Research, 32,* 721–733. http://dx.doi.org/10.1007/ s10608-008-9204-z

Williams, J. M. G., & Barnhofer, T. (2015). Mindfulness-based cognitive therapy for chronic depression and trauma. In V. M. Follette, J. Briere, D. Rozelle, J. W. Hopper, & D. I. Rome (Eds.), *Mindfulness-oriented interventions for trauma: Integrating contemplative practices* (pp. 91–101). New York, NY: Guilford Press.

Wolfe, F., Clauw, D. J., Fitzcharles, M.-A., Goldenberg, D. L., Häuser, W., Katz, R. L., . . . Walitt, B. (2016). 2016 Revisions to the 2010/2011 fibromyalgia diagnostic criteria. *Seminars in Arthritis and Rheumatism, 46,* 319–329. http://dx.doi.org/10.1016/j.semarthrit.2016.08.012

찾아보기

바

사

아

자

차

타

파

하

영문

(C)

(E)

(F)

(I)

(L)

(M)

인명

저자 소개

데이비드 커네이(David J. Kearney)는 VA Puget Sound Health Care System의 의사이며 University of Washington School of Medicine의 의학 교수이다. VA Puget Sound Health Care System의 Mindfulness-Based Stress Reduction Program의 창립자이며 책임자이다. 그의 연구는 외상 후 스트레스 장애 및 우울증의 증상, 삶의 질, 통증, 위장관 증상, 피로 그리고 주의/기억 경과를 포함하여 광범위한 결과에 대한 마음챙김에 기반한 개입의 영향을 연구했다. 그의 연구는 외상 유병률이 높은 집단에서 마음챙김에 기반한 개입과 인지행동치료에 기반한 접근법을 비교하는 임상시험 등이 있다. 연구는 VA 연구 개발 사무소의 보조금을 통해 지원되었다.

트라시 심슨(Tracy L. Simpson) 박사는 VA Puget Sound Health Care System의 임상 심리학자이며 University of Washington School of Medicine의 정신건강의학과 및 행동과학 교수이다. 물질중독 치료 및 교육 분야의 VA Puget Sound Center of Excellence의 선임 교수이다. Simpson 박사는 외상과 외상 후유증에 대한 20년 이상의 임상 및 연구 경험을 가지고 있으며 외상 후 스트레스 장애에 대한 마음챙김에 기반한 개입을 평가하는 다양한 시험에 대해 Dr. Kearney와 협력했다. 외상 후 스트레스 장애가 있거나 없는 알코올사용장애에 대한 약리학적 및 행동개입을 평가하는 시험을 수행했다. 박사의 연구는 국립 알코올남용 및 알코올중독 연구소, 국방부 및 VA 연구 개발국의 보조금으로 지원되었다.

역자 소개

강동호

- 부산대학교 의과대학 졸업
- 정신건강의학과 전문의
- 의학박사
- 해운대 자명병원 원장

강수용

- 부산대학교 의과대학 졸업
- 예방의학 전문의
- 직업환경의학 전문의
- 의학박사 수료
- 김해 중앙병원 직업환경의학과 과장

김경승

- 부산대학교 의과대학 졸업
- 정신건강의학과 전문의
- 마야병원장, 마더스 병원장 역임
- 한국 중독정신의학회장 역임
- 마야·마더스 병원 정신건강의학연구원장
- 울산광역정신건강증진 센터장
- 대한명상의학회 회장

김성진

- 인제대학교 의과대학 졸업
- 정신건강의학 전문의
- 인제대학교 의과대학원 의학박사
- 인제대학교 부산백병원 정신건강의학과 조교수

김준모

- 중앙대학교 의과대학 졸업
- 정신건강의학과 전문의
- 의학박사
- 중앙대학교 정신건강의학과 외래교수
- 대한명상의학회 평생회원
- 대한최면치료학회 정회원
- 마인드풀니스 건강의학의원 원장

김태경

- 가톨릭대학교 심리학과 박사졸업
- 임상심리전문가
- 정신건강임상심리사 1급
- 범죄심리전문가
- 우석대학교 상담심리학과 조교수
- 서울동부스마일센터(법무부위탁 범죄피해자 심리지원센터) 센터장

서춘희

- 부산대학교 의과대학 졸업
- 예방의학 전문의
- 직업환경의학과 전문의
- 부산대학교 대학원 의학박사 과정
- 인제대학교 부산백병원 부교수
- 대한직업환경의학회 회원
- 직무스트레스학회 학술위원
- Center for the Promotion of Health in the New England Workplace research affiliates 질병판정위원회 위원
- 보건관리전문기관협의회 전문위원

이성근

- 고려대학교 의과대학 졸업
- 정신건강의학과 전문의
- 미국 정신의학회 회원
- 대한명상의학회 평생회원
- 대한노인정신건강의학회 평생회원
- 대한정신사회재활협회 평생회원
- 한국중독정신의학회 평생회원

- 사회복지법인 송원 이사장
- 형주병원 원장

정도운

- 인제대학교 의과대학 졸업
- 정신건강의학과 전문의
- 의학박사
- 인제대학교 부산백병원 정신의학과 교수
- 부산스마일센터(법무부위탁 범죄피해자 심리지원센터) 센터장

외상 및 외상의 후유증에 대한 마음챙김기반개입

초판인쇄 2020년 05월 11일
초판발행 2020년 05월 20일

지은이 데이비드 커네이·트라시 심슨
옮긴이 강동호·강수용·김경승·김성진·김준모
김태경·서춘희·이성근·정도운
펴낸이 소정영
펴낸곳 하나醫學社

주소 서울특별시 서대문구 거북골로 7-7(홍은동) 하나빌딩 1층

등록번호 제25100-2013-000061호(1988. 4. 1)

전화 (02)730-2555, 2556
팩스 (02)730-2557
홈페이지 www.hanampc.co.kr
E-mail hanampc1@naver.com

• 역자와의 합의로 인지생략
• 잘못된 책은 구입처에서 교환하여 드립니다.
ISBN 979-11-85696-85-0 93510

정가 17,000원